THAI ÉTEL 2022

ÍZES ÉS HITELES HAGYOMÁNYOS RECEPTEK

ANA SAETANG

Összegzés

4

Garnélarák licsi szósszal

4-et szolgál ki

50 g / 2 uncia / ¬Ω egy csésze (minden célra)

Liszt

2,5 ml / ¬Ω teáskanál só

1 tojás, enyhén felverve

30 ml / 2 evőkanál víz

450 g hámozott garnélarák

olajat sütünk

30 ml / 2 evőkanál mogyoróolaj (földimogyoró).

2 szelet gyömbérgyökér, apróra vágva

30 ml / 2 evőkanál borecet

5 ml / 1 teáskanál cukor

2,5 ml / ¬Ω teáskanál só

15 ml / 1 evőkanál szójaszósz

200 g konzerv licsi, lecsepegtetve

A lisztet, a sót, a tojást és a vizet addig keverjük, amíg tésztát nem kapunk, ha szükséges, adjunk hozzá egy kevés vizet. Keverjük össze a garnélarákkal, amíg jól bevonódik. Felforrósítjuk az olajat, és néhány perc alatt aranybarnára és ropogósra sütjük a garnélarákot. Konyhai papíron leszűrjük, és forró tálba tesszük. Közben felforrósítjuk az olajat, és 1 percig pirítjuk a gyömbért. Adjuk hozzá a borecetet, a cukrot, a sót és a szójaszószt. Adjuk hozzá a licsit, és keverjük addig, amíg forró és mártással el nem fedi. Ráöntjük a garnélarákra, és azonnal tálaljuk.

Rántott garnélarák mandarinnal

4-et szolgál ki

60 ml / 4 evőkanál mogyoróolaj (földimogyoró).

1 gerezd fokhagyma, összetörve

1 szelet gyömbér gyökér, darálva

450 g hámozott garnélarák

30 ml / 2 evőkanál rizsbor vagy száraz sherry 30 ml / 2 evőkanál

szójaszósz

15 ml / 1 evőkanál kukoricaliszt (kukoricakeményítő)

45 ml / 3 evőkanál víz

Az olajat felforrósítjuk, és a fokhagymát és a gyömbért aranybarnára pirítjuk. Adjuk hozzá a garnélarákot és pirítsuk 1 percig. Adjuk hozzá a bort vagy a sherryt, és jól keverjük össze.

11

Adjuk hozzá a szójaszószt, a kukoricakeményítőt és a vizet, és pároljuk 2 percig.

Garnélarák darált szósszal

4-et szolgál ki

5 szárított kínai gomba

225 g babcsíra

60 ml / 4 evőkanál mogyoróolaj (földimogyoró).

5 ml / 1 teáskanál só

2 zellerszár, apróra vágva

4 újhagyma (újhagyma), felaprítva

2 gerezd fokhagyma, darálva

2 szelet gyömbérgyökér, apróra vágva

60 ml / 4 evőkanál víz

15 ml / 1 evőkanál szójaszósz

15 ml / 1 evőkanál rizsbor vagy száraz sherry

225 g mangetout (borsó)

225 g hámozott garnélarák

15 ml / 1 evőkanál kukoricaliszt (kukoricakeményítő)

A gombát 30 percre meleg vízbe áztatjuk, majd leszűrjük. Távolítsa el a szárakat, és vágja le a tetejét. A babcsírát forrásban lévő vízben 5 percig blansírozzuk, majd jól leszűrjük. Az olaj felét felforrósítjuk és a sót, a zellert, az újhagymát és a babcsírát 1 percig pirítjuk, majd kivesszük a serpenyőből. A maradék olajat felhevítjük, és aranybarnára pároljuk a fokhagymát és a gyömbért. Adjuk hozzá a víz felét, szójaszószt, bort vagy sherryt, hóborsót és garnélarákot, forraljuk fel és pároljuk 3 percig. Keverjük össze a kukoricakeményítőt és a maradék vizet, keverjük össze a serpenyőben, és keverjük addig, amíg a szósz besűrűsödik. Tegyük vissza a zöldségeket a serpenyőbe, pároljuk forrón. Azonnal tálaljuk.

Garnélarák kínai gombával

4-et szolgál ki

8 szárított kínai gomba

45 ml / 3 evőkanál mogyoróolaj (földimogyoró).

3 szelet gyömbérgyökér, apróra vágva

450 g hámozott garnélarák

15 ml / 1 evőkanál szójaszósz

5 ml / 1 teáskanál só

60 ml / 4 evőkanál hallé

A gombát 30 percre meleg vízbe áztatjuk, majd leszűrjük. Távolítsa el a szárakat, és vágja le a tetejét. Az olaj felét felforrósítjuk, és a gyömbért aranybarnára sütjük. Hozzáadjuk a garnélarákot, a szójaszószt és a sót, és addig pirítjuk, amíg el nem vonódik az olaj, majd kivesszük a serpenyőből. A maradék olajat felforrósítjuk, és addig pirítjuk a gombát, amíg el nem fedi. Adjuk hozzá a húslevest, forraljuk fel, fedjük le és pároljuk 3 percig. Tegye vissza a garnélarákot a serpenyőbe, és addig keverje, amíg át nem melegszik.

Rántott garnélarák és borsó

4-et szolgál ki

450 g hámozott garnélarák

5 ml / 1 teáskanál szezámolaj

5 ml / 1 teáskanál só

30 ml / 2 evőkanál mogyoróolaj (földimogyoró).

1 gerezd fokhagyma, összetörve

1 szelet gyömbér gyökér, darálva

14

225 g fagyasztott vagy blansírozott borsó, felolvasztva

4 újhagyma (újhagyma), felaprítva

30 ml / 2 evőkanál víz

só, bors

Keverjük össze a garnélarákot a szezámolajjal és a sóval. Az olajat felforrósítjuk és a fokhagymát és a gyömbért 1 percig pirítjuk. Adjuk hozzá a garnélarákot és pároljuk 2 percig. Adjuk hozzá a borsót és pároljuk 1 percig. Adjuk hozzá az újhagymát és a vizet, ízesítsük sóval, borssal és egy kevés szezámolajjal, ha szeretjük. Tálalás előtt óvatosan kevergetve felmelegítjük.

Garnélarák mangó chutneyval

4-et szolgál ki

12 garnélarák

só, bors

1 citrom leve

30 ml / 2 evőkanál kukoricaliszt (kukoricakeményítő)

1 mangó

5 ml / 1 teáskanál mustárpor

5 ml / 1 teáskanál méz

30 ml / 2 evőkanál kókuszkrém

30 ml / 2 evőkanál enyhe curry por

120 ml / 4 fl oz / ¬Ω csésze csirkehúsleves

45 ml / 3 evőkanál mogyoróolaj (földimogyoró).

2 gerezd fokhagyma, darálva

2 újhagyma (újhagyma), felaprítva

1 édeskömény, darálva

100 g mangó chutney

Hámozzuk meg a garnélarákot, a farkokat érintetlenül hagyjuk. Sóval, borssal és citromlével megszórjuk, majd a tetejére szórjuk a kukoricakeményítő felét. Hámozzuk meg a mangót, vágjuk le a pépet a csontról, majd vágjuk kockákra. Keverje össze a mustárt, a mézet, a kókuszkrémet, a curryport, a maradék kukoricakeményítőt és a húslevest. Az olaj felét felforrósítjuk, és 2 percig pirítjuk benne a fokhagymát, az újhagymát és az édesköményt. Adjuk hozzá a húslevest, forraljuk fel és pároljuk 1 percig. Hozzáadjuk a mangókockákat és a forró szószt, majd lassú tűzön felforraljuk, majd forró tálra tesszük. A maradék olajat felhevítjük, és 2 percig pároljuk a garnélarákot. Rendezzük a zöldségekre, és azonnal tálaljuk.

Rántott garnéla húsgombóc hagymás szósszal

4-et szolgál ki

3 tojás, enyhén felverve

45 ml / 3 evőkanál liszt (minden felhasználásra).

sót és frissen őrölt borsot

450 g hámozott garnélarák

olajat sütünk

15 ml / 1 evőkanál mogyoróolaj (földimogyoró).

2 hagyma, apróra vágva

15 ml / 1 evőkanál kukoricaliszt (kukoricakeményítő)

30 ml / 2 evőkanál szójaszósz

175 ml / 6 fl oz / ¬œ csésze víz

Keverjük össze a tojást, a lisztet, a sót és a borsot. Mártsuk a garnélarákot a tésztába. Az olajat felforrósítjuk, és a garnélarákot aranybarnára sütjük. Közben felforrósítjuk az olajat és 1 percig pirítjuk a hagymát. A többi hozzávalót habosra keverjük, hozzáadjuk a hagymát, és kevergetve addig főzzük, amíg a szósz besűrűsödik. A garnélarákokat lecsepegtetjük, és egy forró tálba rendezzük. Felöntjük szósszal és azonnal tálaljuk.

Mandarin garnéla borsóval

4-et szolgál ki

60 ml / 4 evőkanál mogyoróolaj (földimogyoró).

1 gerezd fokhagyma, felaprítva

1 szelet gyömbér gyökér, darálva

450 g hámozott garnélarák

30 ml / 2 evőkanál rizsbor vagy száraz sherry

225 g fagyasztott borsó, felengedve

30 ml / 2 evőkanál szójaszósz

15 ml / 1 evőkanál kukoricaliszt (kukoricakeményítő)

45 ml / 3 evőkanál víz

Az olajat felforrósítjuk, és a fokhagymát és a gyömbért aranybarnára pirítjuk. Adjuk hozzá a garnélarákot és pirítsuk 1 percig. Adjuk hozzá a bort vagy a sherryt, és jól keverjük össze. Adjuk hozzá a borsót és pároljuk 5 percig. Hozzáadjuk a többi hozzávalót és 2 percig pirítjuk.

pekingi garnélarák

4-et szolgál ki

18

30 ml / 2 evőkanál mogyoróolaj (földimogyoró).

2 gerezd fokhagyma, darálva

1 szelet gyömbérgyökér, finomra vágva

225 g hámozott garnélarák

4 újhagyma (újhagyma), vastag szeletekre vágva

120 ml / 4 fl oz / ¬Ω csésze csirkehúsleves

5 ml / 1 teáskanál barna cukor

5 ml / 1 teáskanál szójaszósz

5 ml / 1 teáskanál hoisin szósz

5 ml / 1 teáskanál Tabasco szósz

Az olajat a fokhagymával és a gyömbérrel felforrósítjuk, és addig pirítjuk, amíg a fokhagyma enyhén megpirul. Adjuk hozzá a garnélarákot és pirítsuk 1 percig. Hozzáadjuk a metélőhagymát és 1 percig pirítjuk. Adjuk hozzá a többi hozzávalót, forraljuk fel, fedjük le és pároljuk 4 percig, időnként megkeverve. Ellenőrizze a fűszerezést, és ha úgy tetszik, adjon hozzá még egy kis Tabascót.

Garnélarák paprikával

4-et szolgál ki

30 ml / 2 evőkanál mogyoróolaj (földimogyoró).

1 zöld kaliforniai paprika, kockákra vágva

450 g hámozott garnélarák

10 ml / 2 teáskanál kukoricaliszt (kukoricakeményítő)

60 ml / 4 evőkanál víz

5 ml / 1 teáskanál rizsbor vagy száraz sherry

2,5 ml / ¬Ω teáskanál só

45 ml / 2 evőkanál paradicsompüré √ © e (paszta)

Az olajat felforrósítjuk, és a borsot 2 percig pirítjuk. Adjuk hozzá a garnélarákot és a paradicsompürét, és jól keverjük össze. Keverje össze a kukoricadarából készült vizet, a bort vagy a sherryt és a sót, hogy pasztát képezzen, keverje össze a serpenyőben, és keverje tovább, amíg a szósz kitisztul és besűrűsödik.

Sült garnélarák sertéshússal

4-et szolgál ki

225 g hámozott garnélarák

100 g sovány sertéshús, darált

60 ml / 4 evőkanál rizsbor vagy száraz sherry

1 tojás fehérje

45 ml / 3 evőkanál kukoricaliszt (kukoricakeményítő)

5 ml / 1 teáskanál só

15 ml / 1 evőkanál víz (opcionális)

90 ml / 6 evőkanál mogyoróolaj (földimogyoró).

45 ml / 3 evőkanál hallé

5 ml / 1 teáskanál szezámolaj

A garnélát és a sertéshúst külön edényekbe helyezzük. 45 ml / 3 evőkanál bort vagy sherryt, tojásfehérjét, 30 ml / 2 evőkanál kukoricakeményítőt és sót keverj simára, szükség esetén adj hozzá vizet. Osszuk el a keveréket a sertéshús és a garnélarák között, és jól keverjük össze, hogy egyenletesen bevonják. Felforrósítjuk az olajat, és néhány perc alatt aranybarnára sütjük a sertéshúst és a garnélarákot. Vegye ki a serpenyőből, és öntsön bele 15 ml/1 evőkanál olaj kivételével. Adjuk hozzá a húslevest a serpenyőbe a többi borral vagy sherryvel és a kukoricakeményítővel. Forraljuk fel, és kevergetve pároljuk addig, amíg a szósz besűrűsödik. Ráöntjük a garnélarákra és a sertéshúsra, és szezámolajjal meglocsolva tálaljuk.

Sült királyrák Sherry szósszal

4-et szolgál ki

50 g / 2 uncia / ¬Ω csésze univerzális liszt.

2,5 ml / ¬Ω teáskanál só

1 tojás, enyhén felverve

30 ml / 2 evőkanál víz

450 g hámozott garnélarák

olajat sütünk

15 ml / 1 evőkanál mogyoróolaj (földimogyoró).

1 hagyma, finomra vágva

45 ml / 3 evőkanál rizsbor vagy száraz sherry

15 ml / 1 evőkanál szójaszósz

120 ml / 4 fl oz / ¬Ω csésze hallé

10 ml / 2 teáskanál kukoricaliszt (kukoricakeményítő)

30 ml / 2 evőkanál víz

A lisztet, a sót, a tojást és a vizet addig keverjük, amíg tésztát nem kapunk, ha szükséges, adjunk hozzá egy kevés vizet.

Keverjük össze a garnélarákkal, amíg jól bevonódik.

Felforrósítjuk az olajat, és néhány perc alatt aranybarnára és ropogósra sütjük a garnélarákot. Konyhai papíron leszűrjük, és forró tálba tesszük. Közben felforrósítjuk az olajat, és a hagymát puhára pirítjuk. Adjuk hozzá a bort vagy a sherryt, a szójaszószt és a húslevest, forraljuk fel és pároljuk 4 percig. Keverje hozzá a kukoricalisztet és a vizet, amíg paszta nem lesz, keverje bele a serpenyőbe, és keverje tovább, amíg a szósz kitisztul és besűrűsödik. Öntsük a szószt a garnélarákra és tálaljuk.

szezámmagos sült garnélarák

4-et szolgál ki

450 g hámozott garnélarák

¬Ω tojásfehérje

5 ml / 1 teáskanál szójaszósz

5 ml / 1 teáskanál szezámolaj

50 g / 2 uncia / ¬Ω csésze kukoricaliszt (kukoricakeményítő)

sót és frissen őrölt fehér borsot

olajat sütünk

60 ml / 4 evőkanál szezámmag

Saláta levelek

Keverjük össze a garnélarákot a tojásfehérjével, szójaszósszal, szezámolajjal, kukoricakeményítővel, sóval és borssal. Adjunk hozzá egy kevés vizet, ha a keverék túl sűrű. Felforrósítjuk az olajat, és néhány percig sütjük a garnélarákot, amíg enyhén megpirul. Közben száraz serpenyőben rövid ideig pirítsuk meg a szezámmagot aranybarnára. A garnélarákokat lecsepegtetjük, és összekeverjük a szezámmaggal. Salátaágyon tálaljuk.

Párolt garnélarák a héjukkal

4-et szolgál ki

60 ml / 4 evőkanál mogyoróolaj (földimogyoró).

750 g / 1¬Ω lb héjas garnélarák

3 újhagyma (újhagyma), felaprítva

3 szelet gyömbérgyökér, apróra vágva

2,5 ml / ¬Ω teáskanál só

15 ml / 1 evőkanál rizsbor vagy száraz sherry

120 ml / 4 fl oz / ¬Ω csésze ketchup (ketchup)

15 ml / 1 evőkanál szójaszósz

15 ml / 1 evőkanál cukor

15 ml / 1 evőkanál kukoricaliszt (kukoricakeményítő)

60 ml / 4 evőkanál víz

Felforrósítjuk az olajat, és a garnélarákot 1 percig sütjük, ha főtt, vagy rózsaszínűre, ha nyers. Adjuk hozzá az újhagymát, a gyömbért, a sót és a bort vagy sherryt, és pirítsuk 1 percig. Adjuk hozzá a ketchupot, a szójaszószt és a cukrot, és pároljuk 1 percig. Keverjük össze a kukoricakeményítőt és a vizet, öntsük a serpenyőbe, és kevergetve pároljuk, amíg a szósz megvilágosodik és besűrűsödik.

Rántott garnélarák

4-et szolgál ki

75 g / 3 uncia / púpozott ¬ csésze kukoricaliszt

(kukoricakeményítő)

1 tojás fehérje

5 ml / 1 teáskanál rizsbor vagy száraz sherry

Só

350 g hámozott garnélarák

olajat sütünk

Keverje össze a kukoricakeményítőt, a tojásfehérjét, a bort vagy a sherryt és a csipet sót, hogy sűrű tésztát kapjon. Merítse a garnélarákot a tésztába, amíg jól bevonat nem lesz. Az olajat forróra hevítjük, és néhány perc alatt aranybarnára sütjük a garnélarákot. Vegyük ki az olajból, melegítsük forróra, majd süssük újra a garnélarákot ropogósra és aranybarnára.

25

garnélarák tempura

4-et szolgál ki

450 g hámozott garnélarák

30 ml / 2 evőkanál liszt (minden felhasználásra).

30 ml / 2 evőkanál kukoricaliszt (kukoricakeményítő)

30 ml / 2 evőkanál víz

2 felvert tojás

olajat sütünk

Vágja félbe a garnélarákot a belső ívén, és nyissa ki őket, hogy pillangót formázzon. A lisztet, a kukoricakeményítőt és a vizet addig keverjük, amíg tészta nem lesz, majd hozzáadjuk a tojásokat. Az olajat felforrósítjuk, és a garnélarákot aranybarnára sütjük.

gumi alatt

4-et szolgál ki

30 ml / 2 evőkanál mogyoróolaj (földimogyoró).

2 újhagyma (újhagyma), felaprítva

1 gerezd fokhagyma, összetörve

26

1 szelet gyömbér gyökér, darálva

100 g csirkemell csíkokra vágva

100 g sonka, csíkokra vágva

100 g bambuszrügy csíkokra vágva

100 g vízi gesztenye csíkokra vágva

225 g hámozott garnélarák

30 ml / 2 evőkanál szójaszósz

30 ml / 2 evőkanál rizsbor vagy száraz sherry

5 ml / 1 teáskanál só

5 ml / 1 teáskanál cukor

5 ml / 1 teáskanál kukoricaliszt (kukoricakeményítő)

Az olajat felforrósítjuk, és az újhagymát, a fokhagymát és a gyömbért aranybarnára pároljuk. Hozzáadjuk a csirkét, és 1 percig pirítjuk. Adjuk hozzá a sonkát, a bambuszrügyet és a vizes gesztenyét, és pirítsuk 3 percig. Adjuk hozzá a garnélarákot és pirítsuk 1 percig. Adjunk hozzá szójaszószt, bort vagy sherryt, sót és cukrot, és pároljuk 2 percig. Keverjük el a kukoricakeményítőt kevés vízzel, öntsük a serpenyőbe, és lassú tűzön, kevergetve 2 percig főzzük.

Garnélarák tofuval

4-et szolgál ki

45 ml / 3 evőkanál mogyoróolaj (földimogyoró).

225 g tofu kockára vágva

1 újhagyma (hagyma), apróra vágva

1 gerezd fokhagyma, összetörve

15 ml / 1 evőkanál szójaszósz

5 ml / 1 teáskanál cukor

90 ml / 6 evőkanál hallé

225 g hámozott garnélarák

15 ml / 1 evőkanál kukoricaliszt (kukoricakeményítő)

45 ml / 3 evőkanál víz

Az olaj felét felforrósítjuk és a tofut enyhén barnára sütjük, majd kivesszük a serpenyőből. A maradék olajat felhevítjük, és az újhagymát és a fokhagymát aranybarnára pároljuk. Adjuk hozzá a szójaszószt, a cukrot és a húslevest, majd forraljuk fel. Adjuk hozzá a garnélarákot, és lassú tűzön keverjük 3 percig. A kukoricadarát és a vizet pépesre keverjük, a serpenyőbe keverjük, és kevergetve addig pároljuk, amíg a szósz besűrűsödik. Tegyük vissza a tofut a serpenyőbe, és pároljuk forrón.

Garnélarák paradicsommal

4-et szolgál ki

2 tojásfehérje

30 ml / 2 evőkanál kukoricaliszt (kukoricakeményítő)

5 ml / 1 teáskanál só

450 g hámozott garnélarák

olajat sütünk

30 ml / 2 evőkanál rizsbor vagy száraz sherry

225 g paradicsom meghámozva, kimagozva és apróra vágva

Keverjük össze a tojásfehérjét, a kukoricakeményítőt és a sót. Add hozzá a garnélarákot, amíg jól el nem fedi. Az olajat felforrósítjuk, és a garnélarákot főzésig sütjük. Öntsön bele 15 ml/1 evőkanál kivételével minden olajat, és melegítse fel. Adjuk hozzá a bort vagy a sherryt és a paradicsomot, és forraljuk fel. Adjuk hozzá a garnélarákot, és tálalás előtt gyorsan melegítsük fel.

Garnélarák paradicsomszósszal

4-et szolgál ki

30 ml / 2 evőkanál mogyoróolaj (földimogyoró).

1 gerezd fokhagyma, összetörve

2 szelet gyömbérgyökér, apróra vágva

2,5 ml / ¬Ω teáskanál só

15 ml / 1 evőkanál rizsbor vagy száraz sherry

15 ml / 1 evőkanál szójaszósz

6 ml / 4 evőkanál ketchup (ketchup)

120 ml / 4 fl oz / ¬Ω csésze hallé

350 g hámozott garnélarák

10 ml / 2 teáskanál kukoricaliszt (kukoricakeményítő)

30 ml / 2 evőkanál víz

Az olajat felforrósítjuk, és a fokhagymát, a gyömbért és a sót 2 percig pirítjuk. Adjuk hozzá a bort vagy a sherryt, a szójaszószt, a ketchupot és a húslevest, majd forraljuk fel. Adjuk hozzá a garnélát, fedjük le és főzzük 2 percig. A kukoricalisztet és a vizet keverjük tésztává, öntsük a serpenyőbe, és kevergetve pároljuk addig, amíg a szósz kitisztul és besűrűsödik.

Garnélarák paradicsommal és chili szósszal

4-et szolgál ki

60 ml / 4 evőkanál mogyoróolaj (földimogyoró).

15 ml / 1 evőkanál darált gyömbér

15 ml / 1 evőkanál darált fokhagyma

15 ml / 1 evőkanál apróra vágott metélőhagyma

60 ml / 4 evőkanál paradicsompüré √ © e (paszta)

15 ml / 1 evőkanál csípős szósz

450 g hámozott garnélarák

15 ml / 1 evőkanál kukoricaliszt (kukoricakeményítő)

15 ml / 1 evőkanál víz

Az olajat felforrósítjuk, és 1 percig pirítjuk benne a gyömbért, a fokhagymát és az újhagymát. Adjuk hozzá a paradicsompürét és a forró szószt, és jól keverjük össze. Adjuk hozzá a garnélarákot és pároljuk 2 percig. A kukoricalisztet és a vizet simára keverjük, serpenyőbe keverjük, és addig pároljuk, amíg a szósz besűrűsödik. Azonnal tálaljuk.

Sült garnélarák paradicsomszósszal

4-et szolgál ki

50 g / 2 uncia / ¬Ω csésze univerzális liszt.

31

2,5 ml / ¬Ω teáskanál só

1 tojás, enyhén felverve

30 ml / 2 evőkanál víz

450 g hámozott garnélarák

olajat sütünk

30 ml / 2 evőkanál mogyoróolaj (földimogyoró).

1 hagyma, finomra vágva

2 szelet gyömbérgyökér, apróra vágva

75 ml / 5 evőkanál ketchup (ketchup)

10 ml / 2 teáskanál kukoricaliszt (kukoricakeményítő)

30 ml / 2 evőkanál víz

A lisztet, a sót, a tojást és a vizet addig keverjük, amíg tésztát nem kapunk, ha szükséges, adjunk hozzá egy kevés vizet. Keverjük össze a garnélarákkal, amíg jól bevonódik. Felforrósítjuk az olajat, és néhány perc alatt aranybarnára és ropogósra sütjük a garnélarákot. Papírtörlőn lecsepegtetjük.

Közben hevítsük fel az olajat, és pirítsuk puhára a hagymát és a gyömbért. Adjuk hozzá a ketchupot és pároljuk 3 percig. A kukoricadarát és a vizet pépesre keverjük, a serpenyőbe keverjük, és kevergetve addig pároljuk, amíg a szósz besűrűsödik. Adjuk hozzá a garnélarákot a serpenyőbe, és pároljuk, amíg át nem melegszik. Azonnal tálaljuk.

Garnélarák zöldségekkel

4-et szolgál ki

15 ml / 1 evőkanál mogyoróolaj (földimogyoró).

225 g / 8 oz brokkoli virágok

225 g gomba gomba

225 g bambuszrügy, szeletelve

450 g hámozott garnélarák

120 ml / 4 fl oz / ¬Ω csésze csirkehúsleves

5 ml / 1 teáskanál kukoricaliszt (kukoricakeményítő)

5 ml / 1 teáskanál osztrigaszósz

2,5 ml / ¬Ω teáskanál cukor

2,5 ml / ¬Ω teáskanál reszelt gyömbér gyökér

csipetnyi frissen őrölt bors

Az olajat felforrósítjuk, és 1 percig pirítjuk a brokkolit. Adjuk hozzá a gombát és a bambuszrügyet, és pirítsuk 2 percig. Adjuk hozzá a garnélarákot és pároljuk 2 percig. A többi hozzávalót összekeverjük és a garnélarákhoz adjuk. Kevergetve felforraljuk, majd állandó keverés mellett 1 percig főzzük.

Garnélarák vízgesztenyével

4-et szolgál ki

60 ml / 4 evőkanál mogyoróolaj (földimogyoró).

1 gerezd fokhagyma, felaprítva

1 szelet gyömbér gyökér, darálva

450 g hámozott garnélarák

30 ml / 2 evőkanál rizsbor vagy száraz sherry 225 g / 8 oz

vízgesztenye, szeletelve

30 ml / 2 evőkanál szójaszósz

15 ml / 1 evőkanál kukoricaliszt (kukoricakeményítő)

45 ml / 3 evőkanál víz

Az olajat felforrósítjuk, és a fokhagymát és a gyömbért aranybarnára pirítjuk. Adjuk hozzá a garnélarákot és pirítsuk 1 percig. Adjuk hozzá a bort vagy a sherryt, és jól keverjük össze. Adjuk hozzá a vizes gesztenyét, és pirítsuk 5 percig. Hozzáadjuk a többi hozzávalót és 2 percig pirítjuk.

Wonton garnélarák

4-et szolgál ki

450 g hámozott garnélarák, apróra vágva

225 g apróra vágott vegyes zöldség

15 ml / 1 evőkanál szójaszósz

2,5 ml / ¬Ω teáskanál só

néhány csepp szezámolaj

40 wonton skin

olajat sütünk

Keverje össze a garnélarákot, a zöldségeket, a szójaszószt, a sót és a szezámolajat.

A wontonok hajtogatásához tartsa a bőrt a bal tenyerében, és öntsön egy keveset a töltelékből a közepébe. Nedvesítse meg a széleit tojással, és hajtsa háromszög alakúra a bőrt, lezárva a széleket. A sarkokat megnedvesítjük tojással és feltekerjük.

Az olajat felforrósítjuk, és a wontonokat egyenként aranybarnára sütjük. Tálalás előtt jól lecsepegtetjük.

abalone csirkével

4-et szolgál ki

400 g abalone konzerv

30 ml / 2 evőkanál mogyoróolaj (földimogyoró).

100 g csirkemell, kockára vágva

100 g bambuszrügy, szeletelve

250 ml / 8 fl oz / 1 csésze halalaplé

15 ml / 1 evőkanál rizsbor vagy száraz sherry

5 ml / 1 teáskanál cukor

2,5 ml / ¬Ω teáskanál só

15 ml / 1 evőkanál kukoricaliszt (kukoricakeményítő)

45 ml / 3 evőkanál víz

Lecsepegtetjük és felszeleteljük, a levét félretesszük.

Felforrósítjuk az olajat, és világos színűre sütjük a csirkemellet.

Adjuk hozzá az abalone-t és a bambuszrügyet, és pirítsuk 1

percig. Adjuk hozzá az abalone folyadékot, az alaplevet, a bort

vagy a sherryt, a cukrot és a sót, forraljuk fel és pároljuk 2

percig. A kukoricalisztet és a vizet keverjük pépesre, és

kevergetve pároljuk addig, amíg a szósz megvilágosodik és besűrűsödik. Azonnal tálaljuk.

Abalone spárgával

4-et szolgál ki

10 szárított kínai gomba

30 ml / 2 evőkanál mogyoróolaj (földimogyoró).

15 ml / 1 evőkanál víz

225 g spárga

2,5 ml / ¬Ω teáskanál halszósz

15 ml / 1 evőkanál kukoricaliszt (kukoricakeményítő)

225 g / 8 uncia konzerv abalone, szeletelve

60 ml / 4 evőkanál húsleves

¬Ω kis sárgarépa, szeletelve

5 ml / 1 teáskanál szójaszósz

5 ml / 1 teáskanál osztrigaszósz

5 ml / 1 teáskanál rizsbor vagy száraz sherry

A gombát 30 percre meleg vízbe áztatjuk, majd leszűrjük. Dobja el a szárakat. 15 ml / 1 evőkanál olajat vízzel felforrósítunk, és 10 percig pirítjuk a gombák kalapját. Közben a spárgát forrásban lévő vízben halszósszal és 1 tk/5 ml kukoricakeményítővel puhára főzzük. Jól lecsepegtetjük, és a gombával együtt forró edénybe rendezzük. Tartsa őket melegen. A maradék olajat felforrósítjuk, és néhány másodpercig pirítjuk az abalont, majd hozzáadjuk a húslevest, a sárgarépát, a szójaszószt, az osztrigaszószt, a bort vagy a sherryt és a maradék kukoricakeményítőt. Körülbelül 5 percig főzzük, amíg megpuhul, majd hozzáadjuk a spárgát és tálaljuk.

Abalone gombával

4-et szolgál ki

6 szárított kínai gomba

400 g abalone konzerv

45 ml / 3 evőkanál mogyoróolaj (földimogyoró).

2,5 ml / ¬Ω teáskanál só

15 ml / 1 evőkanál rizsbor vagy száraz sherry

3 újhagyma (újhagyma), vastag szeletekre vágva

A gombát 30 percre meleg vízbe áztatjuk, majd leszűrjük. Távolítsa el a szárakat, és vágja le a tetejét. Lecsepegtetjük és felszeleteljük, a levét félretesszük. Az olajat felforrósítjuk, és a sót és a gombát 2 percig pirítjuk. Adjuk hozzá az abalone folyadékot és a sherryt, forraljuk fel, fedjük le és pároljuk 3 percig. Adjuk hozzá az abalone-t és az újhagymát, és pároljuk, amíg át nem melegszik. Azonnal tálaljuk.

Abalone osztrigaszósszal

4-et szolgál ki

400 g abalone konzerv

15 ml / 1 evőkanál kukoricaliszt (kukoricakeményítő)

15 ml / 1 evőkanál szójaszósz

45 ml / 3 evőkanál osztrigaszósz

30 ml / 2 evőkanál mogyoróolaj (földimogyoró).

50 g apróra vágott füstölt sonka

Ürítse ki a konzerv abalone-t, és tároljon 90 ml / 6 evőkanál folyadékot. Keverjük össze kukoricakeményítővel, szójaszósszal és osztrigaszósszal. Az olajat felforrósítjuk, és 1 percig pároljuk a lecsepegtetett abalont. Adjuk hozzá a szószos keveréket, és kevergetve pároljuk körülbelül 1 percig, amíg forró. Forró tálba tesszük, és sonkával díszítve tálaljuk.

párolt kagyló

4-et szolgál ki

24 kagyló

A kagylókat jól megtisztítjuk, és néhány órára sós vízbe áztatjuk. Öblítse le folyó víz alatt, és helyezze őket egy mély tepsire. Tedd rácsra a gőzölőbe, fedd le, és párold forrásban lévő vízben körülbelül 10 percig, amíg az összes kagyló ki nem nyílik. Dobja el azokat, amelyek zárva maradnak. Mártásokkal tálaljuk.

Kagyló babcsírával

4-et szolgál ki

24 kagyló

15 ml / 1 evőkanál mogyoróolaj (földimogyoró).

150 g babcsíra

1 zöld kaliforniai paprika, csíkokra vágva

2 újhagyma (újhagyma), felaprítva

15 ml / 1 evőkanál rizsbor vagy száraz sherry

sót és frissen őrölt borsot

2,5 ml / ¬Ω teáskanál szezámolaj

50 g apróra vágott füstölt sonka

A kagylókat jól megtisztítjuk, és néhány órára sós vízbe áztatjuk. Öblítse le folyó víz alatt. Forraljunk fel egy fazék vizet, adjuk hozzá a kagylót, és főzzük néhány percig, amíg ki nem nyílnak. Csavarja le, és dobja ki azokat, amelyek zárva maradtak. Távolítsa el a kagylókat a héjakról.

Az olajat felforrósítjuk, és 1 percig pirítjuk a babcsírát. Adjuk hozzá a kaliforniai paprikát és az újhagymát, és pároljuk 2 percig. Adjuk hozzá a bort vagy a sherryt, és ízesítsük sóval, borssal. Felforrósítjuk, majd belekeverjük a kagylót, és addig keverjük, amíg jól el nem keveredik és forró lesz. Forró tálra tesszük, és szezámolajjal és sonkával meglocsolva tálaljuk.

Kagyló gyömbérrel és fokhagymával

4-et szolgál ki

24 kagyló

15 ml / 1 evőkanál mogyoróolaj (földimogyoró).

2 szelet gyömbérgyökér, apróra vágva

2 gerezd fokhagyma, darálva

15 ml / 1 evőkanál víz

5 ml / 1 teáskanál szezámolaj

sót és frissen őrölt borsot

A kagylókat jól megtisztítjuk, és néhány órára sós vízbe áztatjuk. Öblítse le folyó víz alatt. Az olajat felforrósítjuk, és a gyömbért és a fokhagymát 30 másodpercig megpirítjuk. Adjuk hozzá a kagylót, a vizet és a szezámolajat, fedjük le, és főzzük körülbelül 5 percig, amíg a kagylók ki nem nyílnak. Dobja el azokat, amelyek zárva maradnak. Enyhén sózzuk, borsozzuk, és azonnal tálaljuk.

pirított kagyló

4-et szolgál ki

24 kagyló

60 ml / 4 evőkanál mogyoróolaj (földimogyoró).

4 gerezd fokhagyma, felaprítva

1 apróra vágott hagyma

2,5 ml / ¬Ω teáskanál só

A kagylókat jól megtisztítjuk, és néhány órára sós vízbe áztatjuk. Öblítse le folyó víz alatt, majd szárítsa meg. Az olajat felforrósítjuk, és a fokhagymát, a hagymát és a sót puhára pároljuk. Adjuk hozzá a kagylókat, fedjük le és pároljuk körülbelül 5 percig, amíg az összes héj kinyílik. Dobja el azokat, amelyek zárva maradnak. Óvatosan pirítsuk még 1 percig, olajjal megkenve.

rák torták

4-et szolgál ki

225 g babcsíra

60 ml / 4 evőkanál mogyoróolaj 100 g / 4 oz bambuszrügy,

csíkokra vágva

1 apróra vágott hagyma

225 g rákhús, pelyhekben

4 tojás, enyhén felverve

15 ml / 1 evőkanál kukoricaliszt (kukoricakeményítő)

30 ml / 2 evőkanál szójaszósz

sót és frissen őrölt borsot

A babcsírát forrásban lévő vízben 4 percig blansírozzuk, majd leszűrjük. Az olaj felét felforrósítjuk, és a babcsírát, a bambuszrügyet és a hagymát puhára pirítjuk. Vegyük le a tűzről, és az olajon kívül hozzáadjuk az összes többi hozzávalót. Egy tiszta serpenyőben felforrósítjuk a maradék olajat, és egy kanál segítségével kisütjük a rákhúsos keveréket, hogy kis süteményeket kapjunk. Mindkét oldalát aranybarnára sütjük, majd azonnal tálaljuk.

Rák krém

4-et szolgál ki

225 g rákhús

5 felvert tojás

1 újhagyma (medvehagyma), apróra vágva

250 ml / 8 fl oz / 1 csésze víz

5 ml / 1 teáskanál só

5 ml / 1 teáskanál szezámolaj

Az összes hozzávalót jól összekeverjük. Tedd egy tálba, fedd le és tedd a dupla bojler tetejére forró víz fölé vagy egy gőzölős rácsra. Körülbelül 35 percig pároljuk, amíg tészta krémet nem kapunk, időnként megkeverve. Rizzsel tálaljuk.

Kínai rák hús levelekkel

4-et szolgál ki

450 g / 1 font kínai levél, reszelve

45 ml / 3 evőkanál növényi olaj

2 újhagyma (újhagyma), felaprítva

225 g rákhús

15 ml / 1 evőkanál szójaszósz

15 ml / 1 evőkanál rizsbor vagy száraz sherry

5 ml / 1 teáskanál só

A kínai leveleket forrásban lévő vízben 2 percig blansírozzuk, jól leszűrjük és hideg vízzel leöblítjük. Az olajat felforrósítjuk, és az újhagymát aranybarnára pároljuk. Adjuk hozzá a rákhúst és pirítsuk 2 percig. Adjuk hozzá a kínai leveleket, és pároljuk 4 percig. Adjunk hozzá szójaszószt, bort vagy sherryt és sót, és jól keverjük össze. Adjuk hozzá a húslevest és a kukoricakeményítőt, forraljuk fel, és kevergetve pároljuk 2 percig, amíg a szósz megvilágosodik és besűrűsödik.

Foo Yung rák babcsírával

4-et szolgál ki

6 felvert tojás

45 ml / 3 evőkanál kukoricaliszt (kukoricakeményítő)

225 g rákhús

100 g babcsíra

2 újhagyma (újhagyma), apróra vágva

2,5 ml / ¬Ω teáskanál só

45 ml / 3 evőkanál mogyoróolaj (földimogyoró).

Verjük fel a tojást, majd a kukoricakeményítőt. Az olaj kivételével az összes többi hozzávalót összekeverjük. Felforrósítjuk az olajat, és a keveréket apránként a serpenyőbe öntjük, hogy kb. 7,5 cm átmérőjű kis palacsintákat kapjunk. Az alját aranybarnára sütjük, majd megfordítjuk és a másik oldalát is megpirítjuk.

gyömbérrák

4-et szolgál ki

15 ml / 1 evőkanál mogyoróolaj (földimogyoró).

2 szelet gyömbérgyökér, apróra vágva

4 újhagyma (újhagyma), felaprítva

3 gerezd fokhagyma, felaprítva

1 piros chili apróra vágva

350 g rákhús, pelyhekben

2,5 ml / ¬Ω teáskanál halpaszta

2,5 ml / ¬Ω teáskanál szezámolaj

15 ml / 1 evőkanál rizsbor vagy száraz sherry

5 ml / 1 teáskanál kukoricaliszt (kukoricakeményítő)

15 ml / 1 evőkanál víz

Az olajat felforrósítjuk, és a gyömbért, az újhagymát, a fokhagymát és a chilit 2 percig pirítjuk. Adjuk hozzá a rákhúst, és keverjük addig, amíg jól be nem vonódik a fűszerekkel. Adjuk hozzá a halpasztát. A többi hozzávalót pépesre keverjük, majd a serpenyőbe öntjük és 1 percig pirítjuk. Azonnal tálaljuk.

48

Rák Lo Mein

4-et szolgál ki

100 g babcsíra

30 ml / 2 evőkanál mogyoróolaj (földimogyoró).

5 ml / 1 teáskanál só

1 hagyma, szeletelve

100 g gomba, szeletelve

225 g rákhús, pelyhekben

100 g bambuszrügy, szeletelve

Nevelt tészta

30 ml / 2 evőkanál szójaszósz

5 ml / 1 teáskanál cukor

5 ml / 1 teáskanál szezámolaj

sót és frissen őrölt borsot

A babcsírát forrásban lévő vízben 5 percig blansírozzuk, majd leszűrjük. Az olajat felforrósítjuk, és a sót és a hagymát puhára pároljuk. Adjuk hozzá a gombát és pároljuk, amíg megpuhul. Adjuk hozzá a rákhúst és pirítsuk 2 percig. Adjuk hozzá a babcsírát és a bambuszrügyet, és pirítsuk 1 percig. Tegye a lecsepegtetett tésztát a serpenyőbe, és óvatosan keverje össze. A szójaszószt, a cukrot és a szezámolajat összekeverjük, sóval és borssal ízesítjük. Forrósra keverjük a serpenyőben.

Sült rák sertéshússal

4-et szolgál ki

30 ml / 2 evőkanál mogyoróolaj (földimogyoró).

100 g darált sertéshús (darált).

350 g rákhús, pelyhekben

2 szelet gyömbérgyökér, apróra vágva

2 tojás, enyhén felverve

15 ml / 1 evőkanál szójaszósz

15 ml / 1 evőkanál rizsbor vagy száraz sherry

30 ml / 2 evőkanál víz

sót és frissen őrölt borsot

4 újhagyma (újhagyma), csíkokra vágva

Az olajat felhevítjük, és a sertéshúst enyhén megpirítjuk. Adjuk hozzá a rákhúst és a gyömbért, és pirítsuk 1 percig. Keverjük össze a tojásokat. Adjuk hozzá a szójaszószt, a bort vagy a sherryt, a vizet, sózzuk és borsozzuk, és kevergetve pároljuk körülbelül 4 percig. Metélőhagymával díszítve tálaljuk.

Párolt rákhús

4-et szolgál ki

30 ml / 2 evőkanál mogyoróolaj (földimogyoró).

450 g rákhús, pelyhekben

2 újhagyma (újhagyma), felaprítva

2 szelet gyömbérgyökér, apróra vágva

30 ml / 2 evőkanál szójaszósz

30 ml / 2 evőkanál rizsbor vagy száraz sherry

2,5 ml / ¬Ω teáskanál só

15 ml / 1 evőkanál kukoricaliszt (kukoricakeményítő)

60 ml / 4 evőkanál víz

Az olajat felforrósítjuk, és 1 percig pirítjuk benne a rákhúst, az újhagymát és a gyömbért. Adjuk hozzá a szójaszószt, a bort vagy a sherryt és a sót, fedjük le és pároljuk 3 percig. Keverje hozzá a kukoricalisztet és a vizet, amíg paszta nem lesz, keverje bele a serpenyőbe, és keverje tovább, amíg a szósz kitisztul és besűrűsödik.

Sült tintahal húsgombóc

4-et szolgál ki

450 g tintahal

50 g zúzott disznózsír

1 tojás fehérje

2,5 ml / ¬Ω teáskanál cukor

2,5 ml / ¬Ω teáskanál kukoricaliszt (kukoricakeményítő)

sót és frissen őrölt borsot

olajat sütünk

Tisztítsa meg a tintahalat, és őrölje meg vagy redukálja péppé. Keverjük össze a zsírral, a tojásfehérjével, a cukorral és a kukoricakeményítővel, majd sózzuk, borsozzuk. A keveréket golyókká nyomkodjuk. Az olajat felforrósítjuk, és a tintahalgolyókat, ha szükséges, adagonként megsütjük addig, amíg az olajban megúsznak és aranybarnák lesznek. Jól leszűrjük és azonnal tálaljuk.

kantoni homár

4-et szolgál ki

2 homár

30 ml / 2 evőkanál olaj

15 ml / 1 evőkanál feketebab szósz

1 gerezd fokhagyma, összetörve

1 apróra vágott hagyma

225 g darált sertéshús (darált).

45 ml / 3 evőkanál szójaszósz

5 ml / 1 teáskanál cukor

sót és frissen őrölt borsot

15 ml / 1 evőkanál kukoricaliszt (kukoricakeményítő)

75 ml / 5 evőkanál víz

1 felvert tojás

A homárt morzsoljuk fel, távolítsuk el a húst, és vágjuk 1 hüvelykes kockákra. Az olajat felhevítjük, és a feketebabszószt, a fokhagymát és a hagymát aranybarnára pároljuk. Hozzáadjuk a sertéshúst, és aranybarnára sütjük. Adjuk hozzá a szójaszószt, a cukrot, a sót, a borsot és a homárt, fedjük le és pároljuk körülbelül 10 percig. A kukoricalisztet és a vizet pépesre keverjük, a serpenyőbe keverjük, és kevergetve addig pároljuk, amíg a szósz kitisztul és besűrűsödik. Tálalás előtt lekapcsoljuk a tüzet, és hozzáadjuk a tojást.

sült homár

4-et szolgál ki

450 g homárhús

30 ml / 2 evőkanál szójaszósz

5 ml / 1 teáskanál cukor

1 felvert tojás

30 ml / 3 evőkanál liszt (minden felhasználásra).

olajat sütünk

Vágja a homárhúst 1 hüvelykes kockákra, és ízesítse szójaszósszal és cukorral. 15 percig állni hagyjuk, majd leszűrjük. Verjük fel a tojást és a lisztet, majd adjuk hozzá a homárt, és jól keverjük össze. Az olajat felforrósítjuk és a homárt aranybarnára sütjük. Tálalás előtt konyhai papíron leszűrjük.

Párolt homár sonkával

4-et szolgál ki

4 tojás, enyhén felverve

60 ml / 4 evőkanál víz

5 ml / 1 teáskanál só

15 ml / 1 evőkanál szójaszósz

450 g homárhús, pelyhekben

15 ml / 1 evőkanál apróra vágott füstölt sonka

15 ml / 1 evőkanál apróra vágott friss petrezselyem

A tojásokat felverjük a vízzel, a sóval és a szójaszósszal. Öntsük egy tapadásmentes tálba, és szórjuk meg a homárhússal. A tálat rácsra tesszük párolóba, lefedjük és 20 percig pároljuk, amíg a tojás megszilárdul. Sonkával és petrezselyemmel díszítve tálaljuk.

Homár gombával

4-et szolgál ki

450 g homárhús

15 ml / 1 evőkanál kukoricaliszt (kukoricakeményítő)

60 ml / 4 evőkanál víz

30 ml / 2 evőkanál mogyoróolaj (földimogyoró).

4 újhagyma (újhagyma), vastag szeletekre vágva

100 g gomba, szeletelve

2,5 ml / ¬Ω teáskanál só

1 gerezd fokhagyma, összetörve

30 ml / 2 evőkanál szójaszósz

15 ml / 1 evőkanál rizsbor vagy száraz sherry

A homárhúst 2,5 cm-es kockákra vágjuk. Keverjük össze a kukoricalisztet és a vizet, amíg pépet nem kapunk, majd adjuk hozzá a homárkockákat a keverékhez, hogy ellepje. Az olaj felét felforrósítjuk és a homárkockákat enyhén barnára sütjük, kivesszük a serpenyőből. A maradék olajat felhevítjük, és az újhagymát aranybarnára pároljuk. Adjuk hozzá a gombát és pirítsuk 3 percig. Adjuk hozzá a sót, a fokhagymát, a szójaszószt és a bort vagy a sherryt, és pároljuk 2 percig. Tegye vissza a homárt a serpenyőbe, és pirítsa forróra.

Homár farok sertéshússal

4-et szolgál ki

3 szárított kínai gomba

4 homár farok

60 ml / 4 evőkanál mogyoróolaj (földimogyoró).

100 g darált sertéshús (darált).

50 g vízi gesztenye apróra vágva

sót és frissen őrölt borsot

2 gerezd fokhagyma, darálva

45 ml / 3 evőkanál szójaszósz

30 ml / 2 evőkanál rizsbor vagy száraz sherry

30 ml / 2 evőkanál feketebab szósz

10 ml / 2 evőkanál kukoricaliszt (kukoricakeményítő)

120 ml / 4 fl oz / ¬Ω csésze víz

A gombát 30 percre meleg vízbe áztatjuk, majd leszűrjük. Távolítsa el a szárakat, és vágja le a kupakokat. A homár farkát hosszában félbevágjuk. Távolítsa el a húst a homár farkáról, és tartsa le a héjakat. Az olaj felét felforrósítjuk, és a sertéshúst világos színűre sütjük. A tűzről levéve hozzáadjuk a gombát, a homárhúst, a vízgesztenyét, sózzuk, borsozzuk. Zárja be a húst a homár héjába, és helyezze egy tepsire. Rácsra tesszük párolóba, lefedjük, és körülbelül 20 percig pároljuk, amíg megpuhul.

Eközben felforrósítjuk a maradék olajat, és 2 percig pároljuk a fokhagymát, a szójaszószt, a bort/sherryt és a feketebabszószt. Keverjük össze a kukoricalisztet és a vizet, amíg tésztát nem kapunk, Serpenyőbe keverjük, és kevergetve addig pároljuk, amíg a szósz besűrűsödik. A homárt forró edénybe rendezzük, leöntjük a szósszal és azonnal tálaljuk.

pirított homár

4-et szolgál ki

450 g / 1 font homár farok

30 ml / 2 evőkanál mogyoróolaj (földimogyoró).

1 gerezd fokhagyma, összetörve

2,5 ml / ¬Ω teáskanál só

350 g babcsíra

50 g csiperkegomba

4 újhagyma (újhagyma), vastag szeletekre vágva

150 ml / ¬° pt / bőséges ¬Ω csésze csirkeleves

15 ml / 1 evőkanál kukoricaliszt (kukoricakeményítő)

Egy lábosban felforraljuk a vizet, hozzáadjuk a homár farkát, és 1 percig forraljuk. Lecsepegtetjük, lehűtjük, eltávolítjuk a bőrt és vastag szeletekre vágjuk. Az olajat a fokhagymával és a sóval felhevítjük, és addig pirítjuk, amíg a fokhagyma enyhén aranybarna nem lesz. Adjuk hozzá a homárt és pirítsuk 1 percig. Adjuk hozzá a babcsírát és a gombát, és pirítsuk 1 percig. Adjuk hozzá az újhagymát. Adjuk hozzá a húsleves nagy részét, forraljuk fel, fedjük le és pároljuk 3 percig. Keverjük össze a kukoricakeményítőt a maradék húslével, öntsük a serpenyőbe, és kevergetve pároljuk addig, amíg a szósz kitisztul és besűrűsödik.

homárfészkek

4-et szolgál ki

30 ml / 2 evőkanál mogyoróolaj (földimogyoró).

5 ml / 1 teáskanál só

1 vöröshagyma, vékonyra szeletelve

100 g gomba, szeletelve

100 g bambuszrügy, szeletelt 225 g főtt homárhús

15 ml / 1 evőkanál rizsbor vagy száraz sherry

120 ml / 4 fl oz / ¬Ω csésze csirkehúsleves

csipetnyi frissen őrölt bors

10 ml / 2 teáskanál kukoricaliszt (kukoricakeményítő)

15 ml / 1 evőkanál víz

4 kosár tészta

Az olajat felforrósítjuk, és a sót és a hagymát puhára pároljuk. Adjuk hozzá a gombát és a bambuszrügyet, és pirítsuk 2 percig. Adjuk hozzá a homárhúst, a bort vagy a sherryt és a húslevest, forraljuk fel, fedjük le és pároljuk 2 percig. Borssal ízesítjük. A kukoricadarát és a vizet pépesre keverjük, a serpenyőbe keverjük, és kevergetve addig pároljuk, amíg a szósz besűrűsödik. Rendezzük el a tésztafészket egy forró tálra, és díszítsük a pirított homárral.

Kagyló feketebab szószban

4-et szolgál ki

45 ml / 3 evőkanál mogyoróolaj (földimogyoró).

2 gerezd fokhagyma, darálva

2 szelet gyömbérgyökér, apróra vágva

30 ml / 2 evőkanál feketebab szósz

15 ml / 1 evőkanál szójaszósz

1,5 kg kagyló, mosva és szakállasan

2 újhagyma (újhagyma), felaprítva

Az olajat felforrósítjuk, és a fokhagymát és a gyömbért 30 másodpercig megpirítjuk. Adjuk hozzá a feketebab szószt és a szójaszószt, és pirítsuk 10 másodpercig. Adjuk hozzá a kagylókat, fedjük le, és főzzük körülbelül 6 percig, amíg a kagylók ki nem nyílnak. Dobja el azokat, amelyek zárva maradnak. Meleg tányérra tesszük, és metélőhagymával megszórva tálaljuk.

Kagyló gyömbérrel

4-et szolgál ki

45 ml / 3 evőkanál mogyoróolaj (földimogyoró).

2 gerezd fokhagyma, darálva

4 szelet gyömbérgyökér, apróra vágva

1,5 kg kagyló, mosva és szakállasan

45 ml / 3 evőkanál víz

15 ml / 1 evőkanál osztrigaszósz

Az olajat felforrósítjuk, és a fokhagymát és a gyömbért 30 másodpercig megpirítjuk. Adjuk hozzá a kagylókat és a vizet, fedjük le, és főzzük körülbelül 6 percig, amíg a kagylók ki nem nyílnak. Dobja el azokat, amelyek zárva maradnak. Forró tálra tesszük, és osztrigaszósszal meglocsolva tálaljuk.

Párolt kagyló

4-et szolgál ki

1,5 kg kagyló, mosva és szakállasan

45 ml / 3 evőkanál szójaszósz

3 újhagyma (újhagyma), apróra vágva

Tegye a kagylókat egy rácsra egy párolóba, fedje le, és forrásban lévő vízben párolja körülbelül 10 percig, amíg az összes kagyló ki nem nyílik. Dobja el azokat, amelyek zárva maradnak. Forró tálra tesszük és szójaszósszal és mogyoróhagymával meglocsolva tálaljuk.

sült osztriga

4-et szolgál ki

24 osztriga héj nélkül

sót és frissen őrölt borsot

1 felvert tojás

50 g / 2 uncia / ¬Ω csésze univerzális liszt.

250 ml / 8 fl oz / 1 csésze víz

olajat sütünk

4 újhagyma (újhagyma), felaprítva

Az osztrigát sóval és borssal megszórjuk. A tojást a liszttel és a vízzel habosra keverjük, és ezzel bevonjuk az osztrigát. Az olajat felforrósítjuk, és az osztrigát aranybarnára sütjük. Konyhai papíron leszűrjük, és újhagymával díszítve tálaljuk.

Osztriga szalonnával

4-et szolgál ki

175 g szalonna

24 osztriga héj nélkül

1 tojás, enyhén felverve

15 ml / 1 evőkanál víz

45 ml / 3 evőkanál mogyoróolaj (földimogyoró).

2 hagyma, apróra vágva

15 ml / 1 evőkanál kukoricaliszt (kukoricakeményítő)

15 ml / 1 evőkanál szójaszósz

90 ml / 6 evőkanál csirkehúsleves

Vágja fel a szalonnát darabokra, és tekerjen egy darabot minden osztriga köré. Verjük fel a tojást a vízzel, majd mártsuk bele az osztrigába, hogy bevonja. Az olaj felét felforrósítjuk, és az osztrigákat mindkét oldalukon aranybarnára sütjük, majd kivesszük a serpenyőből, és a zsírt lecsepegtetjük. A maradék olajat felforrósítjuk és a hagymát puhára pirítjuk. A kukoricakeményítőt, a szójaszószt és a húslevest pépesre keverjük, serpenyőbe öntjük, és kevergetve pároljuk, amíg a szósz kitisztul és besűrűsödik. Az osztrigára öntjük és azonnal tálaljuk.

Sült osztriga gyömbérrel

4-et szolgál ki

24 osztriga héj nélkül

2 szelet gyömbérgyökér, apróra vágva

30 ml / 2 evőkanál szójaszósz

15 ml / 1 evőkanál rizsbor vagy száraz sherry

4 újhagyma (újhagyma), csíkokra vágva

100 g szalonna

1 tojás

50 g / 2 uncia / ¬Ω csésze univerzális liszt.

sót és frissen őrölt borsot

olajat sütünk

1 citrom szeletekre vágva

Tegye az osztrigát egy tálba a gyömbérrel, szójaszósszal és borral vagy sherryvel, és jól keverje össze, hogy bevonja. 30 percig állni hagyjuk. Tegyünk néhány csík újhagymát minden osztriga tetejére. Vágja fel a szalonnát darabokra, és tekerjen egy darabot minden osztriga köré. A tojást és a lisztet habbá verjük, sóval, borssal ízesítjük. Mártsuk az osztrigát a tésztába, amíg jól be nem vonódik. Az olajat felforrósítjuk, és az osztrigát aranybarnára sütjük. Citromszeletekkel díszítve tálaljuk.

Osztriga feketebab szósszal

4-et szolgál ki

350 g osztriga héj nélkül

120 ml / 4 fl oz / ¬Ω csésze mogyoróolaj (földimogyoró).

2 gerezd fokhagyma, darálva

3 újhagyma (újhagyma), szeletelve

15 ml / 1 evőkanál feketebab szósz

30 ml / 2 evőkanál sötét szójaszósz

15 ml / 1 evőkanál szezámolaj

egy csipet chili por

Az osztrigát forrásban lévő vízben 30 másodpercig blansírozzuk, majd leszűrjük. Az olajat felforrósítjuk, és a fokhagymát és az újhagymát 30 másodpercig megpirítjuk. Adjuk hozzá a feketebabszószt, a szójaszószt, a szezámolajat és az osztrigát, és ízlés szerint fűszerezzük chiliporral. Forrón pároljuk, és azonnal tálaljuk.

Fésűkagyló bambuszrügyekkel

4-et szolgál ki

60 ml / 4 evőkanál mogyoróolaj (földimogyoró).

6 újhagyma (újhagyma), darálva

225 g gomba negyedelve

15 ml / 1 evőkanál cukor

450 g hámozott tengeri herkentyű

2 szelet gyömbérgyökér, apróra vágva

225 g bambuszrügy, szeletelve

sót és frissen őrölt borsot

300 ml / ¬Ω pt / 1 ¬ ° csésze víz

30 ml / 2 evőkanál borecet

30 ml / 2 evőkanál kukoricaliszt (kukoricakeményítő)

150 ml / ¬° pt / bőséges ¬Ω csésze víz

45 ml / 3 evőkanál szójaszósz

Az olajat felforrósítjuk, és az újhagymát és a gombát 2 percig pirítjuk. Adjuk hozzá a cukrot, a kagylót, a gyömbért, a bambuszrügyet, sózzuk, borsozzuk, fedjük le, és főzzük 5 percig. Adjuk hozzá a vizet és a borecetet, forraljuk fel, fedjük le és pároljuk 5 percig. A kukoricadarát és a vizet pépesre keverjük, a serpenyőbe keverjük, és kevergetve addig pároljuk, amíg a szósz besűrűsödik. Meglocsoljuk szójaszósszal és tálaljuk.

Fésűkagyló tojással

4-et szolgál ki

45 ml / 3 evőkanál mogyoróolaj (földimogyoró).

350 g hámozott tengeri herkentyű

25 g apróra vágott füstölt sonka

30 ml / 2 evőkanál rizsbor vagy száraz sherry

5 ml / 1 teáskanál cukor

2,5 ml / ¬Ω teáskanál só

csipetnyi frissen őrölt bors

2 tojás, enyhén felverve

15 ml / 1 evőkanál szójaszósz

Az olajat felforrósítjuk, és 30 másodpercig sütjük a kagylót. Hozzáadjuk a sonkát és 1 percig pirítjuk. Hozzáadjuk a bort vagy a sherryt, a cukrot, a sót és a borsot, és 1 percig pirítjuk. Hozzáadjuk a tojásokat, és nagy lángon óvatosan addig keverjük, amíg a hozzávalókat jól be nem vonja a tojás. Szójaszósszal meglocsolva tálaljuk.

Fésűkagyló brokkolival

4-et szolgál ki

350 g kagyló, szeletelve

3 szelet gyömbérgyökér, apróra vágva

¬Ω kis sárgarépa, szeletelve

1 gerezd fokhagyma, összetörve

45 ml / 3 evőkanál liszt (minden felhasználásra).

2,5 ml / ¬Ω teáskanál szódabikarbóna (szódabikarbóna)

30 ml / 2 evőkanál mogyoróolaj (földimogyoró).

15 ml / 1 evőkanál víz

1 banán, szeletelve

olajat sütünk

275 g brokkoli

Só

5 ml / 1 teáskanál szezámolaj

2,5 ml / ¬Ω teáskanál csípős szósz

2,5 ml / ¬Ω teáskanál borecet

2,5 ml / ¬Ω teáskanál paradicsompüré √ © e (tészta)

Keverjük össze a kagylót a gyömbérrel, a sárgarépával és a fokhagymával, és hagyjuk állni. A lisztet, a szódabikarbónát, 15 ml/1 evőkanál olajat és a vizet tésztává keverjük, és bevonjuk a banánszeleteket. Felforrósítjuk az olajat, és aranybarnára sütjük az útifűszert, majd lecsepegtetjük, és egy forró serpenyő köré helyezzük. Közben a brokkolit sós vízben puhára főzzük, majd leszűrjük. A maradék olajat felforrósítjuk a szezámolajjal, és röviden megpirítjuk a brokkolit, majd az útifűvel ellátott tányér köré rendezzük. Adja hozzá a chili szószt, a borecetet és a paradicsompürét a serpenyőbe, és párolja a tengeri herkentyűket, amíg meg nem fő. Egy tálra öntjük és azonnal tálaljuk.

Fésűkagyló gyömbérrel

4-et szolgál ki

45 ml / 3 evőkanál mogyoróolaj (földimogyoró).

2,5 ml / ¬Ω teáskanál só

3 szelet gyömbérgyökér, apróra vágva

2 újhagyma (újhagyma), vastag szeletekre vágva

450 g héjas tengeri herkentyű, félbevágva

15 ml / 1 evőkanál kukoricaliszt (kukoricakeményítő)

60 ml / 4 evőkanál víz

Melegítsük fel az olajat, és pirítsuk meg a sót és a gyömbért 30 másodpercig. Adjuk hozzá a metélőhagymát és pirítsuk aranybarnára. Hozzáadjuk a tengeri herkentyűt és 3 percig pirítjuk. A kukoricadarát és a vizet tésztává keverjük, hozzáadjuk a serpenyőbe, és lassú tűzön kevergetve sűrűre főzzük. Azonnal tálaljuk.

kagyló sonkával

4-et szolgál ki

450 g héjas tengeri herkentyű, félbevágva

250 ml / 8 fl oz / 1 csésze rizsbor vagy száraz sherry

1 hagyma, finomra vágva

2 szelet gyömbérgyökér, apróra vágva

2,5 ml / ¬Ω teáskanál só

100 g apróra vágott füstölt sonka

Tegye a tengeri herkentyűket egy tálba, és öntse hozzá a bort vagy a sherryt. Fedjük le és 30 percig pácoljuk, időnként megforgatjuk, majd csepegtessük le a tengeri herkentyűket, és dobjuk ki a pácot. A tengeri herkentyűket a többi hozzávalóval egy tűzálló edénybe tesszük. Helyezze a serpenyőt egy gőzölős rácsra, fedje le, és forró vízben párolja körülbelül 6 percig, amíg a tengeri herkentyűk megpuhulnak.

Tojásrántotta fésűkagylóval és gyógynövényekkel

4-et szolgál ki

225 g hámozott tengeri herkentyű

30 ml / 2 evőkanál apróra vágott friss koriander

4 felvert tojás

15 ml / 1 evőkanál rizsbor vagy száraz sherry

sót és frissen őrölt borsot

15 ml / 1 evőkanál mogyoróolaj (földimogyoró).

Tegye a tengeri herkentyűket egy párolóba, és gőzölje körülbelül 3 percig, amíg meg nem fő, mérettől függően. Vegyük ki a párolóból, és szórjuk meg korianderrel. A tojásokat felverjük a borral vagy a sherryvel, és ízlés szerint sózzuk, borsozzuk. Adjuk hozzá a kagylót és a koriandert. Az olajat felforrósítjuk, és a tojásos-fésűkagyló keveréket folyamatos keverés mellett addig sütjük, amíg a tojás megdermed. Azonnal tálaljuk.

Pirított kagyló és hagyma

4-et szolgál ki

45 ml / 3 evőkanál mogyoróolaj (földimogyoró).

1 hagyma, szeletelve

450 g héjas tengeri herkentyű, negyedelve

sót és frissen őrölt borsot

15 ml / 1 evőkanál rizsbor vagy száraz sherry

Az olajat felforrósítjuk és a hagymát puhára pirítjuk. Adjuk hozzá a tengeri herkentyűt és pirítsuk aranybarnára. Sózzuk, borsozzuk, meglocsoljuk borral vagy sherryvel, és azonnal tálaljuk.

Fésűkagyló zöldségekkel

4,Äì6 adag

4 szárított kínai gomba

2 hagyma

30 ml / 2 evőkanál mogyoróolaj (földimogyoró).

3 zellerszár, átlósan felszeletelve

225 g zöldbab, átlósan vágva

10 ml / 2 teáskanál reszelt gyömbérgyökér

1 gerezd fokhagyma, összetörve

20 ml / 4 teáskanál kukoricaliszt (kukoricakeményítő)

250 ml / 8 fl oz / 1 csésze csirkeleves

30 ml / 2 evőkanál rizsbor vagy száraz sherry

30 ml / 2 evőkanál szójaszósz

450 g héjas tengeri herkentyű, negyedelve

6 újhagyma (újhagyma), szeletelve

425 g / 15 uncia konzerv kukoricacsutka

A gombát 30 percre meleg vízbe áztatjuk, majd leszűrjük. Távolítsa el a szárakat, és vágja le a tetejét. A hagymát karikákra vágjuk, a rétegeket szétválasztjuk. Az olajat felforrósítjuk, és 3 percig pirítjuk a hagymát, a zellert, a babot, a gyömbért és a fokhagymát. Keverjük össze a kukoricakeményítőt egy kevés húslevessel, és adjuk hozzá a maradék húslevest, a bort vagy sherryt és a szójaszószt. Hozzáadjuk a wokhoz, és kevergetve felforraljuk. Adjuk hozzá a gombát, a tengeri herkentyűket, az újhagymát és a kukoricát, és pirítsuk körülbelül 5 percig, amíg a tengeri herkentyűk megpuhulnak.

Fésűkagyló paprikával

4-et szolgál ki

30 ml / 2 evőkanál mogyoróolaj (földimogyoró).

3 újhagyma (újhagyma), felaprítva

1 gerezd fokhagyma, összetörve

2 szelet gyömbérgyökér, apróra vágva

2 piros kaliforniai paprika, felkockázva

450 g hámozott tengeri herkentyű

30 ml / 2 evőkanál rizsbor vagy száraz sherry

15 ml / 1 evőkanál szójaszósz

15 ml / 1 evőkanál sárgabab szósz

5 ml / 1 teáskanál cukor

5 ml / 1 teáskanál szezámolaj

Az olajat felforrósítjuk, és az újhagymát, a fokhagymát és a gyömbért 30 másodpercig megpirítjuk. Hozzáadjuk a paprikát és 1 percig pirítjuk. Adjuk hozzá a tengeri herkentyűket, és pirítsuk 30 másodpercig, majd adjuk hozzá a többi hozzávalót, és főzzük körülbelül 3 percig, amíg a kagylók megpuhulnak.

Tintahal babcsírával

4-et szolgál ki

450 g tintahal

30 ml / 2 evőkanál mogyoróolaj (földimogyoró).

15 ml / 1 evőkanál rizsbor vagy száraz sherry

100 g babcsíra

15 ml / 1 evőkanál szójaszósz

Só

1 piros chili apróra vágva

2 szelet gyömbérgyökér, apróra vágva

2 újhagyma (újhagyma), felaprítva

Távolítsa el a tintahal fejét, beleit és hártyáját, és vágja nagy darabokra. Vágjon keresztbe egy-egy mintát minden darabra. Egy lábosban felforraljuk a vizet, hozzáadjuk a tintahalat, és lassú tűzön addig főzzük, amíg a darabok fel nem tekernek, majd leszűrjük és lecsepegtetjük. Az olaj felét felforrósítjuk, és gyorsan kisütjük a tintahalat. Lekenjük borral vagy sherryvel. Közben a maradék olajat felforrósítjuk, és a babcsírákat puhára pároljuk. Ízesítsük szójaszósszal és sóval. Rendezzük el a chilit, a gyömbért és az újhagymát egy tálalótányér körül. A közepére helyezzük a babcsírát, a tetejére pedig a tintahalat. Azonnal tálaljuk.

sült tintahal

4-et szolgál ki

50 g közönséges liszt (minden felhasználásra).

25 g / 1 uncia / ¬ csésze kukoricaliszt (kukoricakeményítő)

2,5 ml / ¬Ω teáskanál sütőpor

2,5 ml / ¬Ω teáskanál só

1 tojás

75 ml / 5 evőkanál víz

15 ml / 1 evőkanál mogyoróolaj (földimogyoró).

450 g tintahal, karikákra vágva

olajat sütünk

A lisztet, a kukoricakeményítőt, a sütőport, a sót, a tojást, a vizet és az olajat habosra keverjük tésztává. Mártsuk a tintahalat a tésztába, amíg jól el nem fedi. Az olajat felforrósítjuk, és a tintahalat apránként aranybarnára sütjük. Tálalás előtt konyhai papíron leszűrjük.

Kalmár csomagok

4-et szolgál ki

8 szárított kínai gomba

450 g tintahal

100 g füstölt sonka

100 g tofu

1 felvert tojás

15 ml / 1 evőkanál liszt (minden felhasználásra).

2,5 ml / ¬Ω teáskanál cukor

2,5 ml / ¬Ω teáskanál szezámolaj

sót és frissen őrölt borsot

8 wonton skin

olajat sütünk

A gombát 30 percre meleg vízbe áztatjuk, majd leszűrjük. Dobja el a szárakat. A tintahalat megtisztítjuk és 8 részre vágjuk. A sonkát és a tofut 8 részre vágjuk. Tedd mindet egy tálba. A tojást elkeverjük a liszttel, cukorral, szezámolajjal, sóval, borssal. Öntse az összetevőket a tartályba, és óvatosan keverje össze. Helyezzen egy gombát és egy darab tintahalat, sonkát és tofut közvetlenül az egyes wonton-héjak közepe alá. Hajtsa vissza az alsó sarkot, hajtsa be az oldalát, majd tekerje fel, a széleket nedvesítse meg vízzel a lezáráshoz. Melegítsük fel az olajat, és süssük a húsgombócokat körülbelül 8 perc alatt aranybarnára. Tálalás előtt jól lecsepegtetjük.

Sült Calamari Rolls

4-et szolgál ki

45 ml / 3 evőkanál mogyoróolaj (földimogyoró).

225 g tintahal karikák

1 nagy zöld kaliforniai paprika, kockákra vágva

100 g bambuszrügy, szeletelve

2 újhagyma (újhagyma), apróra vágva

1 szelet gyömbérgyökér, finomra vágva

45 ml / 2 evőkanál szójaszósz

30 ml / 2 evőkanál rizsbor vagy száraz sherry

15 ml / 1 evőkanál kukoricaliszt (kukoricakeményítő)

15 ml / 1 evőkanál halalaplé vagy víz

5 ml / 1 teáskanál cukor

5 ml / 1 teáskanál borecet

5 ml / 1 teáskanál szezámolaj

sót és frissen őrölt borsot

Melegítsen fel 15 ml / 1 evőkanál olajat, és gyorsan süsse jól össze a tintahalat. Közben egy külön serpenyőben felforrósítjuk a maradék olajat, és 2 percig pirítjuk benne a kaliforniai paprikát, a bambuszrügyet, az újhagymát és a gyömbért. Adjuk hozzá a tintahalat és pároljuk 1 percig. Keverje össze a szójaszószt, a bort vagy a sherryt, a kukoricakeményítőt, a húslevest, a cukrot, a borecetet és a szezámolajat, és ízesítse sóval és borssal. Addig pároljuk, amíg a szósz világos nem lesz és besűrűsödik.

pirított tintahal

4-et szolgál ki

45 ml / 3 evőkanál mogyoróolaj (földimogyoró).

3 újhagyma (újhagyma), vastag szeletekre vágva

2 szelet gyömbérgyökér, apróra vágva

450 g tintahal darabokra vágva

15 ml / 1 evőkanál szójaszósz

15 ml / 1 evőkanál rizsbor vagy száraz sherry

5 ml / 1 teáskanál kukoricaliszt (kukoricakeményítő)

15 ml / 1 evőkanál víz

Az olajat felforrósítjuk, és az újhagymát és a gyömbért puhára pároljuk. Hozzáadjuk a tintahalat, és addig pirítjuk, amíg el nem fedi az olaj. Adjuk hozzá a szójaszószt és a bort vagy a sherryt, fedjük le és pároljuk 2 percig. A kukoricalisztet és a vizet addig keverjük, amíg tésztát nem kapunk, hozzáadjuk a serpenyőbe, és lassú tűzön kevergetve addig főzzük, amíg a szósz besűrűsödik és a tintahal megpuhul.

Tintahal szárított gombával

4-et szolgál ki

50 g szárított kínai gomba

450 g / 1 font tintahal karikák

45 ml / 3 evőkanál mogyoróolaj (földimogyoró).

45 ml / 3 evőkanál szójaszósz

2 újhagyma (újhagyma), apróra vágva

1 szelet gyömbér gyökér, darálva

225 g bambuszrügy, csíkokra vágva

30 ml / 2 evőkanál kukoricaliszt (kukoricakeményítő)

150 ml / ¬° pt / jó ¬Ω csésze halleves

A gombát 30 percre meleg vízbe áztatjuk, majd leszűrjük. Távolítsa el a szárakat, és vágja le a tetejét. A tintahalat néhány másodpercig blansírozzuk forrásban lévő vízben. Az olajat felforrósítjuk, majd hozzáadjuk a gombát, a szójaszószt, az újhagymát és a gyömbért, és 2 percig pirítjuk. Adjuk hozzá a tintahalat és a bambuszrügyet, és pároljuk 2 percig. Keverjük össze a kukoricakeményítőt és a húslevest, és keverjük a serpenyőbe. Lassú tűzön kevergetve pároljuk, amíg a szósz kitisztul és besűrűsödik.

Tintahal zöldségekkel

4-et szolgál ki

45 ml / 3 evőkanál mogyoróolaj (földimogyoró).

1 hagyma, szeletelve

5 ml / 1 teáskanál só

450 g tintahal darabokra vágva

100 g bambuszrügy, szeletelve

2 zellerszár, átlósan vágva

60 ml / 4 evőkanál csirkehúsleves

5 ml / 1 teáskanál cukor

100 g hóborsó (borsó)

5 ml / 1 teáskanál kukoricaliszt (kukoricakeményítő)

15 ml / 1 evőkanál víz

Az olajat felforrósítjuk, és a hagymát és a sót aranybarnára pároljuk. Hozzáadjuk a tintahalat, és addig pirítjuk, amíg az olajban el nem fedi. Adjuk hozzá a bambuszrügyet és a zellert, és pirítsuk 3 percig. Adjuk hozzá a húslevest és a cukrot, forraljuk fel, fedjük le és pároljuk 3 percig, amíg a zöldségek megpuhulnak. Adjuk hozzá a forró mártást. A kukoricadarát és a vizet pépesre keverjük, a serpenyőbe keverjük, és kevergetve addig pároljuk, amíg a szósz besűrűsödik.

Marhapörkölt ánizsos

4-et szolgál ki

30 ml / 2 evőkanál mogyoróolaj (földimogyoró).

450 g / 1 font marha steak

1 gerezd fokhagyma, összetörve

45 ml / 3 evőkanál szójaszósz

15 ml / 1 evőkanál víz

15 ml / 1 evőkanál rizsbor vagy száraz sherry

5 ml / 1 teáskanál só

5 ml / 1 teáskanál cukor

2 gerezd csillagánizs

Az olajat felforrósítjuk, és a húst minden oldalról aranybarnára sütjük. Adjuk hozzá a többi hozzávalót, forraljuk fel, fedjük le és pároljuk körülbelül 45 percig, majd fordítsuk meg a húst, és adjunk hozzá még egy kis vizet és szójaszószt, ha a hús kiszáradna. További 45 percig főzzük, amíg a hús megpuhul. Tálalás előtt dobja ki a csillagánizst.

Borjúhús spárgával

4-et szolgál ki

450 g kockára vágott borjúfarkcsont

30 ml / 2 evőkanál szójaszósz

30 ml / 2 evőkanál rizsbor vagy száraz sherry

45 ml / 3 evőkanál kukoricaliszt (kukoricakeményítő)

45 ml / 3 evőkanál mogyoróolaj (földimogyoró).

5 ml / 1 teáskanál só

1 gerezd fokhagyma, összetörve

350 g spárgahegy

120 ml / 4 fl oz / ¬Ω csésze csirkehúsleves

15 ml / 1 evőkanál szójaszósz

Tedd a steaket egy tálba. Keverje össze a szójaszószt, a bort vagy a sherryt és a 30 ml / 2 evőkanál kukoricakeményítőt, öntse a steakre, és jól keverje össze. 30 percig hagyjuk pácolódni. Az olajat a sóval és a fokhagymával felhevítjük, és addig pirítjuk, amíg a fokhagyma enyhén megpirul. Adjuk hozzá a húst és a pácot, és pároljuk 4 percig. Hozzáadjuk a spárgát, és egy serpenyőben 2 percig pirítjuk. Adjuk hozzá a húslevest és a szójaszószt, forraljuk fel, és kevergetve 3 percig főzzük, amíg a hús megpuhul. Keverjük össze a maradék kukoricakeményítőt egy kevés vízzel vagy húslével, és adjuk a szószhoz. Pár percig kevergetve pároljuk, amíg a szósz megvilágosodik és besűrűsödik.

Marhahús bambuszrügyekkel

4-et szolgál ki

45 ml / 3 evőkanál mogyoróolaj (földimogyoró).

1 gerezd fokhagyma, összetörve

1 újhagyma (hagyma), apróra vágva

1 szelet gyömbér gyökér, darálva

225 g sovány marhahús csíkokra vágva

100 g bambuszrügy

45 ml / 3 evőkanál szójaszósz

15 ml / 1 evőkanál rizsbor vagy száraz sherry

5 ml / 1 teáskanál kukoricaliszt (kukoricakeményítő)

Az olajat felforrósítjuk, és a fokhagymát, az újhagymát és a gyömbért aranybarnára pároljuk. Hozzáadjuk a húst, és 4 percig pirítjuk, amíg megpirul. Adjuk hozzá a bambuszrügyet, és pirítsuk 3 percig. Adjuk hozzá a szójaszószt, a bort vagy a sherryt és a kukoricakeményítőt, és pároljuk 4 percig.

Marhahús bambuszrügyekkel és gombával

4-et szolgál ki

225 g sovány marhahús

45 ml / 3 evőkanál mogyoróolaj (földimogyoró).

1 szelet gyömbér gyökér, darálva

100 g bambuszrügy, szeletelve

100 g gomba, szeletelve

45 ml / 3 evőkanál rizsbor vagy száraz sherry

5 ml / 1 teáskanál cukor

10 ml / 2 teáskanál szójaszósz

só, bors

120 ml / 4 fl oz / ¬Ω csésze marhahúsleves

15 ml / 1 evőkanál kukoricaliszt (kukoricakeményítő)

30 ml / 2 evőkanál víz

Szeletelje fel a húst vékonyan a szemhez képest. Az olajat felforrósítjuk, és a gyömbért néhány másodpercig megpirítjuk. Hozzáadjuk a húst, és barnára pirítjuk. Adjuk hozzá a bambuszrügyet és a gombát, és pirítsuk 1 percig. Adjuk hozzá a bort vagy a sherryt, a cukrot és a szójaszószt, majd sózzuk, borsozzuk. Adjuk hozzá a húslevest, forraljuk fel, fedjük le és pároljuk 3 percig. Keverjük össze a kukoricakeményítőt és a vizet, öntsük serpenyőbe, és kevergetve pároljuk, amíg a szósz besűrűsödik.

kínai párolt marhahús

4-et szolgál ki

45 ml / 3 evőkanál mogyoróolaj (földimogyoró).

900 g marha steak

1 újhagyma (medvehagyma), szeletelve

1 gerezd fokhagyma, felaprítva

1 szelet gyömbér gyökér, darálva

60 ml / 4 evőkanál szójaszósz

30 ml / 2 evőkanál rizsbor vagy száraz sherry

5 ml / 1 teáskanál cukor

5 ml / 1 teáskanál só

csipet bors

750 ml / 1° pts / 3 csésze forrásban lévő víz

Felforrósítjuk az olajat és gyorsan megpirítjuk a húst minden oldalról. Adjuk hozzá az újhagymát, fokhagymát, gyömbért, szójaszószt, bort vagy sherryt, cukrot, sót és borsot. Keverés közben felforraljuk. Adjuk hozzá a forrásban lévő vizet, forraljuk vissza, kevergetve, majd fedjük le és pároljuk körülbelül 2 órán keresztül, amíg a hús megpuhul.

Marhahús babcsírával

4-et szolgál ki

450 g sovány marhahús, szeletelve

1 tojás fehérje

30 ml / 2 evőkanál mogyoróolaj (földimogyoró).

15 ml / 1 evőkanál kukoricaliszt (kukoricakeményítő)

15 ml / 1 evőkanál szójaszósz

100 g babcsíra

25 g / 1 oz ecetes káposzta, aprítva

1 piros chili apróra vágva

2 újhagyma (újhagyma), felaprítva

2 szelet gyömbérgyökér, apróra vágva

Só

5 ml / 1 teáskanál osztrigaszósz

5 ml / 1 teáskanál szezámolaj

A húst összekeverjük a tojásfehérjével, az olaj felével, a kukoricakeményítővel és a szójaszósszal, majd 30 percig pihentetjük. A babcsírákat forrásban lévő vízben körülbelül 8 percig blansírozzuk, amíg majdnem megpuhulnak, majd leszűrjük. A maradék olajat felhevítjük, és enyhén pirítjuk a húst, majd kivesszük a serpenyőből. Adjuk hozzá a káposztát, a chilit, a gyömbért, a sót, az osztrigaszószt és a szezámolajat, és pároljuk 2 percig. Adjuk hozzá a babcsírát és pároljuk 2 percig. Tegye vissza a húst a serpenyőbe, és addig pirítsa, amíg jól el nem keveredik és átmelegszik. Azonnal tálaljuk.

Marhahús brokkolival

4-et szolgál ki

1 font / 450 g marha farokcsont, vékonyra szeletelve

30 ml / 2 evőkanál kukoricaliszt (kukoricakeményítő)

15 ml / 1 evőkanál rizsbor vagy száraz sherry

15 ml / 1 evőkanál szójaszósz

30 ml / 2 evőkanál mogyoróolaj (földimogyoró).

5 ml / 1 teáskanál só

1 gerezd fokhagyma, összetörve

225 g / 8 oz brokkoli virágok

150 ml / ¬° pt / bőséges ¬Ω csésze marhahúsleves

Tedd a steaket egy tálba. Keverjünk össze 15 ml / 1 evőkanál kukoricakeményítőt a borral vagy a sherryvel és a szójaszósszal, adjuk hozzá a húst és pácoljuk 30 percig. Az olajat a sóval és a fokhagymával felhevítjük, és addig pirítjuk, amíg a fokhagyma enyhén megpirul. Adjuk hozzá a steaket és a pácot, és pároljuk 4 percig. Adjuk hozzá a brokkolit és pirítsuk 3 percig. Adjuk hozzá a húslevest, forraljuk fel, fedjük le és pároljuk 5 percig, amíg a brokkoli megpuhul, de még mindig ropogós. A maradék kukoricakeményítőt kevés vízzel elkeverjük és a szószhoz adjuk. Lassú tűzön, kevergetve addig pároljuk, amíg a szósz világos nem lesz és besűrűsödik.

Szezámmarha brokkolival

4-et szolgál ki

150 g sovány marhahús vékonyra szeletelve

2,5 ml / ¬Ω teáskanál osztrigaszósz

5 ml / 1 teáskanál kukoricaliszt (kukoricakeményítő)

5 ml / 1 teáskanál fehérborecet

60 ml / 4 evőkanál mogyoróolaj (földimogyoró).

100 g brokkoli rózsa

5 ml / 1 teáskanál halszósz

2,5 ml / ¬Ω teáskanál szójaszósz

250 ml / 8 fl oz / 1 csésze marhahúsleves

30 ml / 2 evőkanál szezámmag

Pácold be a húst az osztrigaszósszal, 2,5 ml / ¬Ω teáskanál kukoricakeményítővel, 2,5 ml / ¬Ω teáskanál borecettel és 15 ml / 1 evőkanál olajjal 1 órán át.

Közben 15 ml / 1 evőkanál olajat melegítsen, adjon hozzá brokkolit, 2,5 ml / ¬Ω teáskanál halszószt, szójaszószt és a maradék borecetet, és enyhén öntse le forrásban lévő vízzel. Lassú tűzön körülbelül 10 percig főzzük, amíg megpuhul.

Egy külön serpenyőben felforrósítunk 30 ml / 2 evőkanál olajat, és rövid ideig pirulásig sütjük a húst. Adjuk hozzá a húslevest, a maradék kukoricakeményítőt és a halszószt, forraljuk fel, fedjük le és pároljuk körülbelül 10 percig, amíg a hús megpuhul. A brokkolit lecsepegtetjük, és főzőlapra tesszük. A tetejét megkenjük hússal, és bőségesen megszórjuk szezámmaggal.

Grillezett hús

4-et szolgál ki

450 g sovány steak, szeletelve

60 ml / 4 evőkanál szójaszósz

2 gerezd fokhagyma, darálva

5 ml / 1 teáskanál só

2,5 ml / ¬Ω teáskanál frissen őrölt bors

10 ml / 2 teáskanál cukor

Az összes hozzávalót összekeverjük, és 3 órán át állni hagyjuk.
Forró grillsütőn oldalanként kb.

kantoni hús

4-et szolgál ki

30 ml / 2 evőkanál kukoricaliszt (kukoricakeményítő)

2 tojásfehérjét kemény habbá verünk

450 g steak, csíkokra vágva

olajat sütünk

4 rúd zeller, szeletelve

2 hagyma, szeletelve

60 ml / 4 evőkanál víz

20 ml / 4 teáskanál só

75 ml / 5 evőkanál szójaszósz

60 ml / 4 evőkanál rizsbor vagy száraz sherry

30 ml / 2 evőkanál cukor

frissen őrölt bors

Keverjük össze a kukoricakeményítő felét a tojásfehérjével.
Hozzáadjuk a steaket, és összeforgatjuk, hogy a húst bevonja a
masszával. Az olajat felforrósítjuk, és a steaket aranybarnára
sütjük. Kivesszük a tepsiből, és konyhai papíron lecsepegtetjük.

Melegíts fel 15 ml / 1 evőkanál olajat, és párold meg a zellert és a hagymát 3 percig. Adjuk hozzá a húst, a vizet, a sót, a szójaszószt, a bort vagy a sherryt és a cukrot, majd borsozzuk. Forraljuk fel, és kevergetve pároljuk addig, amíg a szósz besűrűsödik.

Marhahús sárgarépával

4-et szolgál ki

30 ml / 2 evőkanál mogyoróolaj (földimogyoró).

450 g sovány marhahús, kockákra vágva

2 újhagyma (újhagyma), szeletelve

2 gerezd fokhagyma, darálva

1 szelet gyömbér gyökér, darálva

250 ml / 8 fl oz / 1 csésze szójaszósz

30 ml / 2 evőkanál rizsbor vagy száraz sherry

30 ml / 2 evőkanál barna cukor

5 ml / 1 teáskanál só

600 ml / 1 pt / 2 ¬Ω csésze víz

4 sárgarépa, átlósan vágva

Az olajat felforrósítjuk és a húst aranybarnára sütjük. Lecsepegtetjük a felesleges olajat, hozzáadjuk az újhagymát, a fokhagymát, a gyömbért és az ánizst, és 2 percig pároljuk. Adjunk hozzá szójaszószt, bort vagy sherryt, cukrot és sót, és jól keverjük össze. Adjunk hozzá vizet, forraljuk fel, fedjük le és pároljuk 1 órán át. Adjuk hozzá a sárgarépát, fedjük le és főzzük további 30 percig. Levesszük a fedőt, és addig pároljuk, amíg a szósz el nem fogy.

Marhahús kesudióval

4-et szolgál ki

60 ml / 4 evőkanál mogyoróolaj (földimogyoró).

1 font / 450 g marha farokcsont, vékonyra szeletelve

8 újhagyma (újhagyma), kockákra vágva

2 gerezd fokhagyma, darálva

1 szelet gyömbér gyökér, darálva

75 g / 3 oz / ¬œ csésze pörkölt kesudió

120 ml / 4 fl oz / ¬Ω csésze víz

20 ml / 4 teáskanál kukoricaliszt (kukoricakeményítő)

20 ml / 4 teáskanál szójaszósz

5 ml / 1 teáskanál szezámolaj

5 ml / 1 teáskanál osztrigaszósz

5 ml / 1 teáskanál csípős szósz

Az olaj felét felforrósítjuk, és a húst aranybarnára sütjük. Vegye ki a serpenyőből. A maradék olajat felforrósítjuk, és 1 percig pirítjuk benne az újhagymát, a fokhagymát, a gyömbért és a kesudiót. Tegye vissza a húst a serpenyőbe. Keverjük össze a többi hozzávalót, és öntsük a keveréket a serpenyőbe. Forraljuk fel, és kevergetve pároljuk addig, amíg a keverék besűrűsödik.

Marha lassú rakott

4-et szolgál ki

30 ml / 2 evőkanál mogyoróolaj (földimogyoró).

450 g kockára vágott marhapörkölt

3 szelet gyömbérgyökér, apróra vágva

3 sárgarépa, szeletelve

1 fehérrépa, kockára vágva

15 ml / 1 evőkanál kimagozott fekete datolya

15 ml / 1 evőkanál lótuszmag

30 ml / 2 evőkanál paradicsompüré √ © e (paszta)

10 ml / 2 evőkanál só

900 ml / 1¬Ω pt / 3¬œ csésze marhahúsleves

250 ml / 8 fl oz / 1 csésze rizsbor vagy száraz sherry

Egy nagy serpenyőben vagy tűzálló serpenyőben felforrósítjuk az olajat, és a húst minden oldalról megpirulásig sütjük.

Marhahús karfiollal

4-et szolgál ki

225 g karfiol rózsa

olajat sütünk

225 g marhahús csíkokra vágva

50 g bambuszrügy csíkokra vágva

10 vízi gesztenye csíkokra vágva

120 ml / 4 fl oz / ¬Ω csésze csirkehúsleves

15 ml / 1 evőkanál szójaszósz

15 ml / 1 evőkanál osztrigaszósz

15 ml / 1 evőkanál paradicsompüré √ © e (tészta)

15 ml / 1 evőkanál kukoricaliszt (kukoricakeményítő)

2,5 ml / ¬Ω teáskanál szezámolaj

A karfiolt forrásban lévő vízben 2 percig blansírozzuk, majd leszűrjük. Az olajat felforrósítjuk, és a karfiolt aranybarnára sütjük. Konyhai papíron leszűrjük és lecsepegtetjük. Az olajat felforrósítjuk és a húst enyhén barnára sütjük, majd leszűrjük és lecsepegtetjük. Öntsön bele 15 ml/1 evőkanál kivételével az összes olajat, és párolja 2 percig a bambuszrügyeket és a vízgesztenyét. Adjuk hozzá a többi hozzávalót, forraljuk fel, és kevergetve pároljuk addig, amíg a szósz besűrűsödik. Tegye vissza a húst és a karfiolt a serpenyőbe, és óvatosan melegítse fel. Azonnal tálaljuk.

Borjúhús zellerrel

4-et szolgál ki

100 g zeller, csíkokra vágva

45 ml / 3 evőkanál mogyoróolaj (földimogyoró).

2 újhagyma (újhagyma), felaprítva

1 szelet gyömbér gyökér, darálva

225 g sovány marhahús csíkokra vágva

30 ml / 2 evőkanál szójaszósz

30 ml / 2 evőkanál rizsbor vagy száraz sherry

2,5 ml / ¬Ω teáskanál cukor

2,5 ml / ¬Ω teáskanál só

A zellert forrásban lévő vízben 1 percig blansírozzuk, majd jól leszűrjük. Az olajat felforrósítjuk, és az újhagymát és a gyömbért aranybarnára pároljuk. Hozzáadjuk a húst és 4 percig pirítjuk. Adjuk hozzá a zellert és pároljuk 2 percig. Adjunk hozzá szójaszószt, bort vagy sherryt, cukrot és sót, és pároljuk 3 percig.

Sült marhaszeletek zellerrel

4-et szolgál ki

30 ml / 2 evőkanál mogyoróolaj (földimogyoró).

450 g sovány marhahús, pelyhekre vágva

3 zellerszár, apróra vágva

1 apróra vágott hagyma

1 újhagyma (medvehagyma), szeletelve

1 szelet gyömbér gyökér, darálva

30 ml / 2 evőkanál szójaszósz

15 ml / 1 evőkanál rizsbor vagy száraz sherry

2,5 ml / ¬Ω teáskanál cukor

2,5 ml / ¬Ω teáskanál só

10 ml / 2 teáskanál kukoricaliszt (kukoricakeményítő)

30 ml / 2 evőkanál víz

Az olaj felét nagyon forróra hevítjük, és a húst 1 perc alatt aranybarnára sütjük. Vegye ki a serpenyőből. A maradék olajat felhevítjük, és enyhén megpároljuk a zellert, a hagymát, az újhagymát és a gyömbért. Tegye vissza a húst a serpenyőbe szójaszósszal, borral vagy sherryvel, cukorral és sóval, forralja fel, és párolja újra melegedni. Keverjük össze a

kukoricakeményítőt és a vizet, keverjük a serpenyőbe, és
pároljuk, amíg a szósz besűrűsödik. Azonnal tálaljuk.

Szeletelt marhahús csirkével és zellerrel

4-et szolgál ki

4 szárított kínai gomba

45 ml / 3 evőkanál mogyoróolaj (földimogyoró).

2 gerezd fokhagyma, darálva

1 gyömbér gyökér, szeletelve, ledarálva

5 ml / 1 teáskanál só

100 g sovány marhahús csíkokra vágva

100 g csirke csíkokra vágva

2 sárgarépa, csíkokra vágva

2 zellerszár, csíkokra vágva

4 újhagyma (újhagyma), csíkokra vágva

5 ml / 1 teáskanál cukor

5 ml / 1 teáskanál szójaszósz

5 ml / 1 teáskanál rizsbor vagy száraz sherry

45 ml / 3 evőkanál víz

5 ml / 1 teáskanál kukoricaliszt (kukoricakeményítő)

A gombát 30 percre meleg vízbe áztatjuk, majd leszűrjük.
Távolítsa el a szárakat, és vágja le a kupakokat. Az olajat
felforrósítjuk, és a fokhagymát, a gyömbért és a sót aranybarnára

pároljuk. Hozzáadjuk a marhahúst és a csirkét, és addig pirítjuk, amíg el nem kezdenek barnulni. Adjuk hozzá a zellert, az újhagymát, a cukrot, a szójaszószt, a bort vagy a sherryt és a vizet, és forraljuk fel. Fedjük le és pároljuk körülbelül 15 percig, amíg a hús megpuhul. A kukoricakeményítőt kevés vízzel elkeverjük, a szószhoz adjuk, és kevergetve addig pároljuk, amíg a szósz besűrűsödik.

Hús chilivel

4-et szolgál ki

450 g marhabélszín csíkokra vágva

45 ml / 3 evőkanál szójaszósz

15 ml / 1 evőkanál rizsbor vagy száraz sherry

15 ml / 1 evőkanál barna cukor

15 ml / 1 evőkanál finomra vágott gyömbérgyökér

30 ml / 2 evőkanál mogyoróolaj (földimogyoró).

50 g bambuszrügy, gyufaszálra vágva

1 hagyma, csíkokra vágva

1 zeller rúd, gyufaszálra vágva

2 piros chili kimagozva és csíkokra vágva

120 ml / 4 fl oz / ¬Ω csésze csirkehúsleves

15 ml / 1 evőkanál kukoricaliszt (kukoricakeményítő)

Tedd a steaket egy tálba. Keverje össze a szójaszószt, a bort vagy a sherryt, a cukrot és a gyömbért, és keverje össze a steakkel. Hagyjuk pácolódni 1 órát. Távolítsa el a steaket a pácból. Az olaj felét felforrósítjuk és a bambuszrügyeket, a hagymát, a zellert és a chilit 3 percig pirítjuk, majd kivesszük a serpenyőből. A maradék olajat felforrósítjuk, és a steaket 3 percig sütjük. Keverjük össze a pácot, forraljuk fel, és adjuk hozzá a sült zöldségeket. 2 percig kevergetve főzzük. Keverjük össze a húslevest és a kukoricakeményítőt, és adjuk hozzá a serpenyőbe. Forraljuk fel, és kevergetve pároljuk, amíg a szósz kitisztul és besűrűsödik.

Marhahús kínai kel

4-et szolgál ki

225 g sovány marhahús

30 ml / 2 evőkanál mogyoróolaj (földimogyoró).

350 g bok choy, reszelve

120 ml / 4 fl oz / ¬Ω csésze marhahúsleves

sót és frissen őrölt borsot

10 ml / 2 teáskanál kukoricaliszt (kukoricakeményítő)

30 ml / 2 evőkanál víz

Szeletelje fel a húst vékonyan a szemhez képest. Az olajat felforrósítjuk és a húst aranybarnára sütjük. Adjuk hozzá a bok choy-t és pároljuk, amíg kissé megpuhul. Hozzáadjuk a levest, felforraljuk, sózzuk, borsozzuk. Fedjük le és pároljuk 4 percig, amíg a hús megpuhul. Keverjük össze a kukoricakeményítőt és a vizet, öntsük serpenyőbe, és kevergetve pároljuk, amíg a szósz besűrűsödik.

Borjúszelet Suey

4-et szolgál ki

3 rúd zeller, szeletelve

100 g babcsíra

100 g brokkoli rózsa

60 ml / 4 evőkanál mogyoróolaj (földimogyoró).

3 újhagyma (újhagyma), felaprítva

2 gerezd fokhagyma, darálva

1 szelet gyömbér gyökér, darálva

225 g sovány marhahús csíkokra vágva

45 ml / 3 evőkanál szójaszósz

15 ml / 1 evőkanál rizsbor vagy száraz sherry

5 ml / 1 teáskanál só

2,5 ml / ¬Ω teáskanál cukor

frissen őrölt bors

15 ml / 1 evőkanál kukoricaliszt (kukoricakeményítő)

A zellert, a babcsírát és a brokkolit forrásban lévő vízben 2 percig blansírozzuk, majd leszűrjük és szárítjuk. Hevíts fel 45 ml / 3 evőkanál olajat, és párold aranybarnára az újhagymát, a fokhagymát és a gyömbért. Hozzáadjuk a húst és 4 percig pirítjuk. Vegye ki a serpenyőből. A maradék olajat felforrósítjuk, és 3 percig pirítjuk a zöldségeket. Adjuk hozzá a húst, szójaszószt, bort vagy sherryt, sót, cukrot és egy csipet borsot, és pároljuk 2 percig. Keverjük össze a kukoricakeményítőt kevés vízzel, öntsük a serpenyőbe, és kevergetve pároljuk addig, amíg a szósz kitisztul és besűrűsödik.

marhahús uborkával

4-et szolgál ki

1 font / 450 g marha farokcsont, vékonyra szeletelve

45 ml / 3 evőkanál szójaszósz

30 ml / 2 evőkanál kukoricaliszt (kukoricakeményítő)

60 ml / 4 evőkanál mogyoróolaj (földimogyoró).

2 uborka meghámozva, kimagozva és felszeletelve

60 ml / 4 evőkanál csirkehúsleves

30 ml / 2 evőkanál rizsbor vagy száraz sherry

sót és frissen őrölt borsot

Tedd a steaket egy tálba. Keverje össze a szójaszószt és a kukoricakeményítőt, és keverje össze a steakkel. 30 percig hagyjuk pácolódni. Az olaj felét felforrósítjuk, és az uborkát 3 perc alatt átlátszatlanra pároljuk, majd kivesszük a serpenyőből. A maradék olajat felhevítjük, és aranybarnára sütjük a steaket. Adjuk hozzá az uborkát, és pároljuk 2 percig. Hozzáadjuk a húslevest, a bort vagy a sherryt, és sózzuk, borsozzuk. Forraljuk fel, fedjük le és pároljuk 3 percig.

hús chow mein

4-et szolgál ki

Karaj filé 750 g / 1 ¬Ω lb

2 hagyma

45 ml / 3 evőkanál szójaszósz

45 ml / 3 evőkanál rizsbor vagy száraz sherry

15 ml / 1 evőkanál mogyoróvaj

5 ml / 1 teáskanál citromlé

350 g tojásos tészta

60 ml / 4 evőkanál mogyoróolaj (földimogyoró).

175 ml / 6 fl oz / ¬œ csésze csirkeleves

15 ml / 1 evőkanál kukoricaliszt (kukoricakeményítő)

30 ml / 2 evőkanál osztrigaszósz

4 újhagyma (újhagyma), felaprítva

3 rúd zeller, szeletelve

100 g gomba, szeletelve

1 zöld kaliforniai paprika, csíkokra vágva

100 g babcsíra

Vágja le és vágja le a zsírt a húsról. A parmezánt keresztben vékony szeletekre vágjuk. A hagymát karikákra vágjuk, a rétegeket szétválasztjuk. Keverjen össze 15 ml / 1 evőkanál szójaszószt 15 ml / 1 evőkanál borral vagy sherryvel, mogyoróvajjal és citromlével. Hozzáadjuk a húst, lefedjük és 1 órát pihentetjük. Főzzük a tésztát forrásban lévő vízben körülbelül 5 percig, vagy amíg megpuhulnak. Jól lecsepegtetjük. Melegíts fel 15 ml / 1 evőkanál olajat, adj hozzá 15 ml / 1 evőkanál szójaszószt és a tésztát, és süsd 2 perc alatt aranybarnára. Forró tálra tesszük.

Keverje össze a maradék szójaszószt és a bort vagy a sherryt húslevessel, kukoricakeményítővel és osztrigaszósszal. 15 ml / 1 evőkanál olajat felforrósítunk, és 1 percig pirítjuk a hagymát. Adjuk hozzá a zellert, a gombát, a borsot és a babcsírát, és pároljuk 2 percig. Vegye ki a wokból. A maradék olajat felhevítjük, és a húst barnára sütjük. Adjuk hozzá a húslevest, forraljuk fel, fedjük le és pároljuk 3 percig. Tegyük vissza a zöldségeket a wokba, és kevergetve pároljuk körülbelül 4 percig, amíg forró. A keveréket tésztára öntjük és tálaljuk.

uborka steak

4-et szolgál ki

450 g bélszín filé

10 ml / 2 teáskanál kukoricaliszt (kukoricakeményítő)

10 ml / 2 teáskanál só

2,5 ml / ¬Ω teáskanál frissen őrölt bors

90 ml / 6 evőkanál mogyoróolaj (földimogyoró).

1 hagyma, finomra vágva

1 uborka, meghámozva és felszeletelve

120 ml / 4 fl oz / ¬Ω csésze marhahúsleves

Vágja a steaket csíkokra, majd vékony szeletekre a gabonával szemben. Tedd egy tálba, és add hozzá a kukoricakeményítőt, sót, borsot és az olaj felét. 30 percig hagyjuk pácolódni. A maradék olajat felhevítjük, és a húst és a hagymát aranybarnára sütjük. Adjuk hozzá az uborkát és a húslevest, forraljuk fel, fedjük le és pároljuk 5 percig.

Sült marha curry

4-et szolgál ki

45 ml / 3 evőkanál vaj

15 ml / 1 evőkanál curry por

45 ml / 3 evőkanál liszt (minden felhasználásra).

375 ml / 13 fl oz / 1¬Ω csésze tej

15 ml / 1 evőkanál szójaszósz

sót és frissen őrölt borsot

450 g főtt darált hús

100 g borsó

2 sárgarépa, apróra vágva

2 hagyma, apróra vágva

225 g főtt hosszú szemű rizs, forró

1 kemény tojás (főtt), szeletelve

A vajat felolvasztjuk, hozzáadjuk a curryt és a lisztet, és 1 percig főzzük. Adjuk hozzá a tejet és a szójaszószt, forraljuk fel, és kevergetve pároljuk 2 percig. Sóval, borssal fűszerezzük. Adjuk hozzá a marhahúst, a borsót, a sárgarépát és a hagymát, és jól keverjük össze, hogy bevonja a szósszal. Adjuk hozzá a rizst, majd tegyük át a keveréket egy tepsire, és süssük előmelegített sütőben 200 ∞ C / 400 ∞ F / 6-os gázjelzéssel 20 percig, amíg a zöldségek megpuhulnak. Keménytojás szeletekkel díszítve tálaljuk.

pácolt abalone

4-et szolgál ki

450 g / 1 font konzerv abalone

45 ml / 3 evőkanál szójaszósz

30 ml / 2 evőkanál borecet

5 ml / 1 teáskanál cukor

néhány csepp szezámolaj

Az abalont lecsepegtetjük, és vékony szeletekre vagy csíkokra vágjuk. A többi hozzávalót összekeverjük, ráöntjük az abalone-ra és jól összekeverjük. Lefedve 1 órára hűtőbe tesszük.

Párolt bambuszrügy

4-et szolgál ki

60 ml / 4 evőkanál mogyoróolaj (földimogyoró).

225 g bambuszrügy, csíkokra vágva

60 ml / 4 evőkanál csirkehúsleves

15 ml / 1 evőkanál szójaszósz

5 ml / 1 teáskanál cukor

5 ml / 1 teáskanál rizsbor vagy száraz sherry

Az olajat felforrósítjuk és a bambuszrügyeket 3 percig sütjük. Keverjük össze a húslevest, a szójaszószt, a cukrot és a bort vagy a sherryt, és öntsük a serpenyőbe. Fedjük le, és lassú tűzön főzzük 20 percig. Tálalás előtt hagyjuk kihűlni és lehűlni.

Uborkás csirke

4-et szolgál ki

1 uborka meghámozva és kimagozva

225 g főtt csirke apróra vágva

5 ml / 1 teáskanál mustárpor

2,5 ml / ¬Ω teáskanál só

30 ml / 2 evőkanál borecet

Vágjuk az uborkát csíkokra, és tegyük egy tálra. Rendezzük el a csirkét a tetején. Keverjük össze a mustárt, a sót és a borecetet, és közvetlenül tálalás előtt öntsük a csirkehúsra.

Szezám csirke

4-et szolgál ki

350 g főtt csirke

120 ml / 4 fl oz / ¬Ω csésze víz

5 ml / 1 teáskanál mustárpor

15 ml / 1 evőkanál szezámmag

2,5 ml / ¬Ω teáskanál só

egy csipet cukrot

45 ml / 3 evőkanál apróra vágott friss koriander

5 újhagyma (újhagyma), felaprítva

¬Ω fej saláta, lereszelve

A csirkét vékony csíkokra vágjuk. A mustárhoz annyi vizet keverünk, hogy sima masszát kapjunk, és a csirkéhez adjuk. A szezámmagot száraz serpenyőben enyhén aranybarnára pirítjuk, majd hozzáadjuk a csirkehúshoz, és megszórjuk sóval és cukorral. Adjuk hozzá a petrezselyem és az újhagyma felét, és jól keverjük össze. Rendezzük a salátát a tálaló tányérra, díszítsük csirkemeverékkel, és díszítsük a maradék petrezselyemmel.

Licsi gyömbérrel

4-et szolgál ki

1 nagy görögdinnye félbevágva és kimagozva

450 g / 1 lb konzerv licsi, lecsepegtetve

5 cm / 2 szár gyömbér, szeletelve

néhány mentalevél

Töltsük meg a dinnye felét licsivel és gyömbérrel, díszítsük mentalevéllel. Tálalás előtt hűtsük le.

Piros főtt csirkeszárny

4-et szolgál ki

8 csirkeszárny

2 újhagyma (újhagyma), felaprítva

75 ml / 5 evőkanál szójaszósz

120 ml / 4 fl oz / ¬Ω csésze víz

30 ml / 2 evőkanál barna cukor

Vágja le és dobja ki a csirkeszárny csontos végét, és vágja ketté. Tegyük egy lábasba a többi hozzávalóval, forraljuk fel, fedjük le, és lassú tűzön főzzük 30 percig. Vegyük le a fedőt, és lassú tűzön főzzük további 15 percig, gyakran nedvesítsük meg. Tálalás előtt hagyjuk kihűlni, majd hűtsük le.

Rákhús uborkával

4-et szolgál ki

100 g rákhús, pelyhekben

2 uborka, meghámozva és apróra vágva

1 szelet gyömbér gyökér, darálva

15 ml / 1 evőkanál szójaszósz

30 ml / 2 evőkanál borecet

5 ml / 1 teáskanál cukor

néhány csepp szezámolaj

Tedd egy tálba a rákhúst és az uborkát. Keverjük össze a többi hozzávalót, öntsük a rákhúsos keverékre és jól keverjük össze. Tálalás előtt letakarjuk és 30 percre hűtőbe tesszük.

a pácolt gombát

4-et szolgál ki

225 g gomba gomba

30 ml / 2 evőkanál szójaszósz

15 ml / 1 evőkanál rizsbor vagy száraz sherry

csipet só

néhány csepp Tabasco

néhány csepp szezámolaj

A gombát forrásban lévő vízben 2 percig blansírozzuk, majd leszűrjük és szárítjuk. Tedd egy tálba és öntsd rá a többi hozzávalót. Jól keverjük össze, és tálalás előtt hagyjuk kihűlni.

Pácolt fokhagymás gomba

4-et szolgál ki

225 g gomba gomba

3 gerezd fokhagyma, felaprítva

30 ml / 2 evőkanál szójaszósz

30 ml / 2 evőkanál rizsbor vagy száraz sherry

15 ml / 1 evőkanál szezámolaj

csipet só

Tegye a gombát és a fokhagymát egy szűrőedénybe, öntsön forrásban lévő vizet, és hagyja állni 3 percig. Lecsepegtetjük és jól szárítjuk. A többi hozzávalót összekeverjük, a páclével ráöntjük a gombát és 1 órán át pácoljuk.

Garnélarák és karfiol

4-et szolgál ki

225 g karfiol rózsa

100 g hámozott garnélarák

15 ml / 1 evőkanál szójaszósz

5 ml / 1 teáskanál szezámolaj

Külön forraljuk a karfiolt körülbelül 5 percig, amíg puha, de még ropogós nem lesz. Összekeverjük a garnélával, meglocsoljuk szójaszósszal és szezámolajjal, majd összekeverjük. Tálalás előtt hűtsük le.

Sonkarudak szezámmal

4-et szolgál ki

225 g sonka, csíkokra vágva

10 ml / 2 teáskanál szójaszósz

2,5 ml / ¬Ω teáskanál szezámolaj

A sonkát tálalóedénybe rendezzük. Keverjük össze a szójaszószt
és a szezámolajat, szórjuk rá a sonkát és tálaljuk.

hideg tofu

4-et szolgál ki

450 g tofu, szeletelve

45 ml / 3 evőkanál szójaszósz

45 ml / 3 evőkanál mogyoróolaj (földimogyoró).

frissen őrölt bors

Tedd a tofut, néhány szeletet, egy szűrőedénybe, és mártsd forrásban lévő vízbe 40 másodpercre, majd szűrd le és tedd egy tálra. Hagyja kihűlni. Keverjük össze a szójaszószt és az olajat, szórjuk rá a tofut, és borssal megszórva tálaljuk.

Csirke szalonnával

4-et szolgál ki

225 g csirke nagyon vékonyra szeletelve

75 ml / 5 evőkanál szójaszósz

15 ml / 1 evőkanál rizsbor vagy száraz sherry

1 gerezd fokhagyma, összetörve

15 ml / 1 evőkanál barna cukor

5 ml / 1 teáskanál só

5 ml / 1 teáskanál darált gyömbérgyökér

225 g sovány bacon kockára vágva

100 g vízi gesztenye, nagyon vékonyra szeletelve

30 ml / 2 evőkanál méz

Tegye a csirkét egy tálba. Keverjünk össze 45 ml / 3 evőkanál szójaszószt a borral vagy sherryvel, fokhagymával, cukorral, sóval és gyömbérrel, öntsük a csirkére és pácoljuk kb. 3 órán át. Tegye a csirkét, a szalonnát és a gesztenyét a kebab nyársra. A maradék szójaszószt összekeverjük a mézzel, és megkenjük a nyársakat. Grill (grill) forró grill alatt körülbelül 10 percig, amíg meg nem fő, gyakran forgassa meg, és sütés közben kenje meg több mázzal.

Csirke és banán krumpli

4-et szolgál ki

2 főtt csirkemell

2 kemény banán

6 szelet kenyér

4 tojás

120 ml / 4 fl oz / ¬Ω csésze tej

50 g / 2 uncia / ¬Ω csésze univerzális liszt.

225 g / 8 uncia / 4 csésze friss zsemlemorzsa

olajat sütünk

A csirkét 24 darabra vágjuk. A banánt meghámozzuk és hosszában negyedekre vágjuk. Vágja minden negyedet harmadára, hogy 24 darabot kapjon. Vágja le a kenyér héját, és vágja negyedekre. A tojást és a tejet felverjük, és a kenyér egyik oldalát megfestjük. Helyezzen egy darab csirkét és egy darab banánt minden kenyérdarab tojással bevont oldalára. Enyhén lisztezzük meg a négyzeteket, majd forgassuk meg a tojásban, és kenjük be zsemlemorzsával. Ismét menjünk át a tojáson és a zsemlemorzsán. Az olajat felforrósítjuk, és néhány négyzetben aranybarnára sütjük. Tálalás előtt konyhai papíron leszűrjük.

Csirke gyömbérrel és gombával

4-et szolgál ki

225 g csirkemell filé

5 ml / 1 teáskanál ötfűszer por

15 ml / 1 evőkanál liszt (minden felhasználásra).

120 ml / 4 fl oz / ¬Ω csésze mogyoróolaj (földimogyoró).

4 medvehagyma félbevágva

1 gerezd fokhagyma, szeletelve

1 szelet gyömbér gyökér, darálva

25 g / 1 uncia / ¬° csésze kesudió

5 ml / 1 teáskanál méz

15 ml / 1 evőkanál rizsliszt

75 ml / 5 evőkanál rizsbor vagy száraz sherry

100 g gomba negyedelve

2,5 ml / ¬Ω teáskanál kurkuma

6 sárga chili félbevágva

5 ml / 1 teáskanál szójaszósz

¬¬ citromlé

só, bors

4 ropogós salátalevél

A csirkemellet a parmezánnal átlósan vékony csíkokra vágjuk. Megszórjuk ötfűszeres porral, és vékonyan bekenjük liszttel. Hevíts fel 15 ml/1 evőkanál olajat, és süsd aranybarnára a csirkét. Vegye ki a serpenyőből. Hevíts fel még egy kis olajat, és pirítsd meg a medvehagymát, a fokhagymát, a gyömbért és a kesudiót 1 percig. Adjuk hozzá a mézet, és keverjük addig, amíg a zöldségek el nem fedik. Megszórjuk liszttel, majd hozzáadjuk a bort vagy a sherryt. Adjuk hozzá a gombát, a kurkumát és a chilit, és főzzük 1 percig. Adjuk hozzá a csirkét, a szójaszószt, a citromlé felét, sózzuk, borsozzuk, majd melegítsük fel. Vegye ki a serpenyőből és tartsa melegen. Kevés olajat hevítünk még, hozzáadjuk a salátaleveleket, és gyorsan megpirítjuk, sózzuk, borsozzuk és a maradék lime levével ízesítjük.

csirke és sonka

4-et szolgál ki

225 g csirke nagyon vékonyra szeletelve

75 ml / 5 evőkanál szójaszósz

15 ml / 1 evőkanál rizsbor vagy száraz sherry

15 ml / 1 evőkanál barna cukor

5 ml / 1 teáskanál darált gyömbérgyökér

1 gerezd fokhagyma, összetörve

225 g kockára vágott főtt sonka

30 ml / 2 evőkanál méz

Helyezze a csirkét egy tálba 45 ml/3 evőkanál szójaszósszal, borral vagy sherryvel, cukorral, gyömbérrel és fokhagymával. Hagyjuk pácolódni 3 órát. Tegye a csirkét és a sonkát a kebab nyársra. A maradék szójaszószt összekeverjük a mézzel, és megkenjük a nyársakat. Grill (grillezés) forró grill alatt körülbelül 10 percig, gyakran forgatva és mázzal megkenve főzés közben.

Grillezett csirkemáj

4-et szolgál ki

450 g csirkemáj

45 ml / 3 evőkanál szójaszósz

15 ml / 1 evőkanál rizsbor vagy száraz sherry

15 ml / 1 evőkanál barna cukor

5 ml / 1 teáskanál só

5 ml / 1 teáskanál darált gyömbérgyökér

1 gerezd fokhagyma, összetörve

A csirkemájat forrásban lévő vízben 2 percig blansírozzuk, majd jól leszűrjük. Tegye egy tálba az összes többi hozzávalóval, kivéve az olajat, és pácolja körülbelül 3 órán keresztül. Tűzd rá a csirkemájat a kebab nyársra, és süsd (grillel) forró grill alatt körülbelül 8 perc alatt aranybarnára.

Rákgolyó vízi gesztenyével

4-et szolgál ki

450 g rákhús darálva

100 g apróra vágott vizes gesztenye

1 gerezd fokhagyma, összetörve

1 cm/¬Ω szeletelt gyömbérgyökér, darálva

45 ml / 3 evőkanál kukoricaliszt (kukoricakeményítő)

30 ml / 2 evőkanál szójaszósz

15 ml / 1 evőkanál rizsbor vagy száraz sherry

5 ml / 1 teáskanál só

5 ml / 1 teáskanál cukor

3 felvert tojás

olajat sütünk

Az olaj kivételével az összes hozzávalót összekeverjük és golyókat formálunk. Az olajat felforrósítjuk, és a rákgolyókat aranybarnára sütjük. Tálalás előtt jól lecsepegtetjük.

dim sum

4-et szolgál ki

100 g hámozott garnélarák, apróra vágva

225 g sovány sertéshús finomra vágva

50 g bok choy, apróra vágva

3 újhagyma (újhagyma), felaprítva

1 felvert tojás

30 ml / 2 evőkanál kukoricaliszt (kukoricakeményítő)

10 ml / 2 teáskanál szójaszósz

5 ml / 1 teáskanál szezámolaj

5 ml / 1 teáskanál osztrigaszósz

24 wonton skin

olajat sütünk

Keverjük össze a garnélát, a sertéshúst, a káposztát és az újhagymát. Keverje össze a tojást, a kukoricakeményítőt, a szójaszószt, a szezámolajat és az osztrigaszószt. Cseppentsünk egy kanálnyi keveréket minden egyes wonton bőr közepére. Óvatosan tekerjük körbe a tölteléket, a széleit hajtsuk be, de a tetejét hagyjuk nyitva. Az olajat felforrósítjuk, és a dim sum-ot apránként aranybarnára sütjük. Jól leszűrjük és forrón tálaljuk.

Sonka és csirke tekercs

4-et szolgál ki

2 csirkemell

1 gerezd fokhagyma, összetörve

2,5 ml / ¬Ω teáskanál só

2,5 ml / ¬Ω teáskanál ötfűszeres por

4 szelet főtt sonka

1 felvert tojás

30 ml / 2 evőkanál tej

25 g / 1 uncia / ¬° csésze közönséges liszt (minden

felhasználásra).

4 tojástekercs bőr

olajat sütünk

A csirkemelleket félbevágjuk. Verje őket nagyon vékonyra. Keverjük össze a fokhagymát, a sót és az ötfűszerport, és szórjuk rá a csirkét. Minden csirkedarab tetejére tegyünk egy-egy szelet sonkát, és jól tekerjük fel. Keverjük össze a tojást és a tejet. A csirkedarabokat enyhén lisztezzük meg, majd mártsuk a tojásos keverékbe. Mindegyik darabot egy tojástekercs bőrére helyezzük, és a széleit megkenjük felvert tojással. Hajtsa be az oldalát, majd tekerje fel, a széleit csippentse össze, hogy lezárja. Felforrósítjuk

133

az olajat, és körülbelül 5 perc alatt aranybarnára sütjük a tekercseket.

arany és főtt. Konyhai papíron leszűrjük, majd átlósan vastagon felszeleteljük a tálaláshoz.

Sült sonka örvények

4-et szolgál ki

350 g / 12 uncia / 3 csésze liszt (minden célra).

175 g / 6 uncia / ¬œ csésze vaj

120 ml / 4 fl oz / ¬Ω csésze víz

225 g apróra vágott sonka

100 g aprított bambuszrügy

2 újhagyma (újhagyma), felaprítva

15 ml / 1 evőkanál szójaszósz

30 ml / 2 evőkanál szezámmag

A lisztet egy tálba tesszük, és hozzáadjuk a vajat. Keverjük össze a vízzel, hogy pasztát kapjunk. A tésztát kinyújtjuk, és 5 cm/2 cm-es köröket vágunk. A szezámmag kivételével az összes többi hozzávalót összekeverjük, és minden körbe kanalazzuk. A leveles tészta széleit megkenjük vízzel és lezárjuk. A külsejét megkenjük vízzel és megszórjuk szezámmaggal. Előmelegített sütőben 180¬∞C / 350¬∞F / gázjelzés 4 30 percig sütjük.

pszeudo füstölt hal

4-et szolgál ki

1 tengeri sügér

3 szelet gyömbérgyökér, szeletelve

1 gerezd fokhagyma, összetörve

1 újhagyma (medvehagyma), gyakran szeletelve

75 ml / 5 evőkanál szójaszósz

30 ml / 2 evőkanál rizsbor vagy száraz sherry

2,5 ml / ¬Ω teáskanál őrölt ánizs

2,5 ml / ¬Ω teáskanál szezámolaj

10 ml / 2 teáskanál cukor

120 ml / 4 fl oz / ¬Ω csésze húsleves

olajat sütünk

5 ml / 1 teáskanál kukoricaliszt (kukoricakeményítő)

Hámozzuk meg a halat, és vágjuk 5 mm-es (¬° hüvelykes) szálas szeletekre. Keverjen össze gyömbért, fokhagymát, újhagymát, 60 ml / 4 evőkanál szójaszószt, sherryt, ánizst és szezámolajat. Ráöntjük a halra és hagyjuk finoman illatosodni. Hagyjuk állni 2 órát, időnként megkeverjük.

Egy serpenyőben csepegtessük le a pácot, és konyhai papírra simítjuk a halat. Adjuk hozzá a cukrot, a húslevest és a maradék szójaszószt.

pácoljuk, forraljuk fel és pároljuk 1 percig. Ha a szósznak sűrűsödnie kell, a kukoricakeményítőt kevés hideg vízzel elkeverjük, a szószhoz adjuk, és kevergetve addig pároljuk, amíg a szósz besűrűsödik.

Közben felforrósítjuk az olajat, és aranybarnára sütjük a halat. Jól lecsepegtetjük. A haldarabokat mártsuk a pácba, és tegyük egy meleg tálra. Melegen vagy hidegen tálaljuk.

párolt gomba

4-et szolgál ki

12 nagy kápolna szárított gomba

225 g rákhús

3 vízi gesztenye apróra vágva

2 újhagyma (újhagyma), apróra vágva

1 tojás fehérje

15 ml / 1 evőkanál kukoricaliszt (kukoricakeményítő)

15 ml / 1 evőkanál szójaszósz

15 ml / 1 evőkanál rizsbor vagy száraz sherry

Áztassa a gombát meleg vízben egy éjszakán át. Nyomd szárazra. A többi hozzávalót összekeverjük, és ezzel töltjük meg a gombák kupakját. Gőzrácsra tesszük és 40 percig pároljuk. Forrón tálaljuk.

Gomba osztrigaszószban

4-et szolgál ki

10 szárított kínai gomba

250 ml / 8 fl oz / 1 csésze marhahúsleves

15 ml / 1 evőkanál kukoricaliszt (kukoricakeményítő)

30 ml / 2 evőkanál osztrigaszósz

5 ml / 1 teáskanál rizsbor vagy száraz sherry

Áztassa a gombát meleg vízben 30 percig, majd csepegtesse le, és tartson fenn 250 ml / 8 fl uncia / 1 csésze áztatófolyadékot. Dobja el a szárakat. Keverjen össze 60 ml / 4 evőkanál marhahúslevest a kukoricakeményítővel, amíg pasztát nem kap. A maradék marhahúslevest a gombával és a gombafolyadékkal felforraljuk, lefedve 20 percig pároljuk. Vágja ki a gombát a folyadékból egy réskanállal, és helyezze egy forró tálra. Adjuk hozzá az osztrigaszószt és a sherryt a serpenyőbe, és keverés közben pároljuk 2 percig. Hozzáadjuk a kukoricakeményítőt, és lassú tűzön kevergetve addig főzzük, amíg a szósz besűrűsödik. Ráöntjük a gombára, és azonnal tálaljuk.

Sertés és saláta tekercs

4-et szolgál ki

4 szárított kínai gomba

15 ml / 1 evőkanál mogyoróolaj (földimogyoró).

225 g sovány sertéshús, darált

100 g aprított bambuszrügy

100 g apróra vágott vizes gesztenye

4 újhagyma (újhagyma), felaprítva

175 g rákhús, pelyhekben

30 ml / 2 evőkanál rizsbor vagy száraz sherry

15 ml / 1 evőkanál szójaszósz

10 ml / 2 teáskanál osztrigaszósz

10 ml / 2 teáskanál szezámolaj

9 kínai levél

A gombát 30 percre meleg vízbe áztatjuk, majd leszűrjük. Távolítsa el a szárakat, és vágja le a kupakokat. Az olajat felforrósítjuk és a sertéshúst 5 percig sütjük. Hozzáadjuk a gombát, a bambuszrügyet, a vizes gesztenyét, az újhagymát és a rákhúst, és 2 percig pirítjuk. Keverje össze a bort vagy a sherryt, a szójaszószt, az osztrigaszószt és a szezámolajat, és keverje össze a serpenyőben. Vegyük le a tűzről. Közben a kínai leveleket forrásban lévő vízben 1 percig blansírozzuk.

csatorna. Tegyünk egy evőkanál sertéshús keveréket minden lap közepére, hajtsuk le az oldalát és tekerjük fel a tálaláshoz.

Sertés és gesztenye húsgombóc

4-et szolgál ki

450 g darált sertéshús (darált).

50 g gomba apróra vágva

50 g vízi gesztenye apróra vágva

1 gerezd fokhagyma, összetörve

1 felvert tojás

30 ml / 2 evőkanál szójaszósz

15 ml / 1 evőkanál rizsbor vagy száraz sherry

5 ml / 1 teáskanál darált gyömbérgyökér

5 ml / 1 teáskanál cukor

Só

30 ml / 2 evőkanál kukoricaliszt (kukoricakeményítő)

olajat sütünk

A kukoricakeményítő kivételével az összes hozzávalót összekeverjük és a masszából golyókat formázunk. Tekerjük fel a kukoricakeményítőt. Az olajat felforrósítjuk, és a húsgombócokat körülbelül 10 perc alatt aranybarnára sütjük. Tálalás előtt jól lecsepegtetjük.

sertésgombóc

4,Äì6 adag

450 g / 1 font liszt (minden célra).

500 ml / 17 fl oz / 2 csésze víz

450 g főtt sertéshús darálva

225 g hámozott garnélarák, apróra vágva

4 zellerszár, apróra vágva

15 ml / 1 evőkanál szójaszósz

15 ml / 1 evőkanál rizsbor vagy száraz sherry

15 ml / 1 evőkanál szezámolaj

5 ml / 1 teáskanál só

2 újhagyma (újhagyma), apróra vágva

2 gerezd fokhagyma, darálva

1 szelet gyömbér gyökér, darálva

A lisztet és a vizet addig keverjük, amíg a tészta puha nem lesz, és jól összegyúrjuk. Fedjük le és hagyjuk 10 percig pihenni. A tésztát a lehető legvékonyabbra nyújtjuk, és 5 cm-es karikákra vágjuk. Az összes többi hozzávalót összekeverjük. Mindegyik körbe helyezzünk egy evőkanál keveréket, nedvesítsük meg a széleit és zárjuk félkörbe. Forraljunk fel egy fazék vizet, majd óvatosan engedjük bele a gnocchit a vízbe.

Sertés és marha húsgombóc

4-et szolgál ki

100 g darált sertéshús (darált).

100 g darált marhahús (darált).

1 szelet reszelt bacon, apróra vágva (apróra vágva)

15 ml / 1 evőkanál szójaszósz

só, bors

1 felvert tojás

30 ml / 2 evőkanál kukoricaliszt (kukoricakeményítő)

olajat sütünk

Keverjük össze a darált marhahúst és a szalonnát, és ízesítsük sóval és borssal. A tojással összedolgozzuk, diónyi golyókat formázunk, és megszórjuk kukoricakeményítővel. Az olajat felforrósítjuk és aranybarnára sütjük. Tálalás előtt jól lecsepegtetjük.

pillangós garnélarák

4-et szolgál ki

450 g hámozott nagy garnélarák

15 ml / 1 evőkanál szójaszósz

5 ml / 1 teáskanál rizsbor vagy száraz sherry

5 ml / 1 teáskanál darált gyömbérgyökér

2,5 ml / ¬Ω teáskanál só

2 felvert tojás

30 ml / 2 evőkanál kukoricaliszt (kukoricakeményítő)

15 ml / 1 evőkanál liszt (minden felhasználásra).

olajat sütünk

A garnélarákot a karaj közepére vágjuk, és lepke alakúra kinyújtjuk. Keverje össze a szójaszószt, a bort vagy a sherryt, a gyömbért és a sót. Ráöntjük a garnélarákra, és 30 percig pácoljuk. Vegyük ki a pácból és töröljük szárazra. A tojást a kukoricakeményítővel és a liszttel addig verjük, amíg tésztát nem kapunk, és a garnélát mártsuk bele a tésztába. Az olajat felforrósítjuk, és a garnélarákot aranybarnára sütjük. Tálalás előtt jól lecsepegtetjük.

kínai garnélarák

4-et szolgál ki

450 g héjas garnélarák

30 ml / 2 evőkanál Worcestershire szósz

15 ml / 1 evőkanál szójaszósz

15 ml / 1 evőkanál rizsbor vagy száraz sherry

15 ml / 1 evőkanál barna cukor

Tedd a garnélarákot egy tálba. A többi hozzávalót összekeverjük, ráöntjük a garnélarákra és 30 percig pácoljuk. Sütőpapíros tepsire tesszük, és előmelegített sütőben 150¬∞C / 300¬∞F / 2-es gázjelzéssel 25 percig sütjük. Tálaljuk melegen vagy hidegen a kagylóval együtt, hogy a vendégek kóstolhassák.

sárkányfelhők

4-et szolgál ki

100 g garnélarák keksz

olajat sütünk

Az olajat nagyon forróra melegítjük. Egyszerre adjunk hozzá egy marék garnélarák-kekszet, és pár másodpercig pirítsuk puffadásig. Kivesszük az olajból, és konyhai papíron lecsepegtetjük, miközben sütjük a kekszet.

ropogós garnélarák

4-et szolgál ki

450 g hámozott tigrisrák

15 ml / 1 evőkanál rizsbor vagy száraz sherry

10 ml / 2 teáskanál szójaszósz

5 ml / 1 teáskanál ötfűszer por

só, bors

90 ml / 6 evőkanál kukoricaliszt (kukoricakeményítő)

2 felvert tojás

100 g zsemlemorzsa

mogyoróolaj a sütéshez

A garnélarákot összekeverjük a borral vagy sherryvel, a szójaszósszal és az ötfűszeres porral, majd sózzuk, borsozzuk. Forgasd át őket a kukoricaliszten, majd a felvert tojáson és a zsemlemorzsán. Forró olajban néhány perc alatt aranybarnára sütjük, leszűrjük és azonnal tálaljuk.

Garnélarák gyömbérmártással

4-et szolgál ki

15 ml / 1 evőkanál szójaszósz

5 ml / 1 teáskanál rizsbor vagy száraz sherry

5 ml / 1 teáskanál szezámolaj

450 g hámozott garnélarák

30 ml / 2 evőkanál apróra vágott friss petrezselyem

15 ml / 1 evőkanál borecet

5 ml / 1 teáskanál darált gyömbérgyökér

Keverje össze a szójaszószt, a bort vagy a sherryt és a szezámolajat. Ráöntjük a garnélarákra, lefedjük és 30 percig pácoljuk. A garnélarákokat grillezzük néhány percig, amíg meg nem főzzük, meglocsoljuk páclével. Közben a petrezselymet, a borecetet és a gyömbért összeforgatjuk a garnélarák mellé.

Garnélarák és tészta tekercs

4-et szolgál ki

50 g tojásos tészta darabokra vágva

15 ml / 1 evőkanál mogyoróolaj (földimogyoró).

50 g sovány sertéshús finomra vágva

100 g apróra vágott gomba

3 újhagyma (újhagyma), felaprítva

100 g hámozott garnélarák, apróra vágva

15 ml / 1 evőkanál rizsbor vagy száraz sherry

só, bors

24 wonton skin

1 felvert tojás

olajat sütünk

A tésztát forrásban lévő vízben 5 percig főzzük, majd leszűrjük és feldaraboljuk. Az olajat felforrósítjuk és a sertéshúst 4 percig sütjük. Adjuk hozzá a gombát és a hagymát, és pirítsuk 2 percig, majd vegyük le a tűzről. Adjuk hozzá a garnélarákot, a bort vagy a sherryt és a tésztát, és ízlés szerint sózzuk és borsozzuk. Helyezzen egy kanál keveréket minden wonton bőr közepére, és kenje meg a széleit felvert tojással. Hajtsa be a széleit, majd tekerje fel a csomagolópapírokat, lezárva a széleket.

Felforrósítjuk az olajat és kisütjük a tekercseket a

egyszerre néhányat körülbelül 5 percig, amíg aranybarna nem lesz. Tálalás előtt konyhai papíron leszűrjük.

garnéla pirítós

4-et szolgál ki

2 tojás 450 g hámozott garnélarák, apróra vágva

15 ml / 1 evőkanál kukoricaliszt (kukoricakeményítő)

1 hagyma, finomra vágva

30 ml / 2 evőkanál szójaszósz

15 ml / 1 evőkanál rizsbor vagy száraz sherry

5 ml / 1 teáskanál só

5 ml / 1 teáskanál darált gyömbérgyökér

8 szelet kenyér, háromszögekre vágva

olajat sütünk

Keverjünk össze 1 tojást a többi hozzávalóval, kivéve a kenyeret és az olajat. Öntsük a keveréket a kenyérháromszögekre, és nyomkodjuk le kupolát. A maradék tojással megfestjük. Kb. 5 cm olajat felforrósítunk, és a háromszögletű kenyérkockákat aranybarnára sütjük. Tálalás előtt jól lecsepegtetjük.

Wonton sertés- és garnélarák édes-savanyú mártással

4-et szolgál ki

120 ml / 4 fl oz / ¬Ω csésze víz

60 ml / 4 evőkanál borecet

60 ml / 4 evőkanál barna cukor

30 ml / 2 evőkanál paradicsompüré √ © e (paszta)

10 ml / 2 teáskanál kukoricaliszt (kukoricakeményítő)

25 g apróra vágott gomba

25 g hámozott garnélarák, apróra vágva

50 g sovány sertéshús darálva

2 újhagyma (újhagyma), felaprítva

5 ml / 1 teáskanál szójaszósz

2,5 ml / ¬Ω teáskanál reszelt gyömbér gyökér

1 gerezd fokhagyma, összetörve

24 wonton skin

olajat sütünk

Egy serpenyőben keverjük össze a vizet, a borecetet, a cukrot, a paradicsompürét és a kukoricakeményítőt. Állandó keverés mellett felforraljuk, majd lassú tűzön 1 percig főzzük. Vegyük le a tűzről és tartsuk melegen.

Keverje össze a gombát, a garnélarákot, a sertéshúst, a mogyoróhagymát, a szójaszószt, a gyömbért és a fokhagymát. Mindegyik bőrbe kanalazunk egy evőkanál tölteléket, a széleit megkenjük vízzel, és lenyomkodjuk. Az olajat felforrósítjuk, és a wontonokat egyenként aranybarnára sütjük. Konyhai papíron lecsepegtetjük, és forrón édes-savanyú mártással tálaljuk.

Csirkehúsleves

2 liter / 3½ pont / 8½ csésze

1,5 kg főtt vagy nyers csirkecsont

450 g sertéscsontok

1 cm / ½ gyömbér gyökér darabokban

3 újhagyma (újhagyma), szeletelve

1 gerezd fokhagyma, összetörve

5 ml / 1 teáskanál só

2,25 liter / 4pt / 10 pohár víz

Forraljuk fel az összes hozzávalót, fedjük le és pároljuk 15 percig. Távolítsa el a zsírt. Fedjük le, és lassú tűzön főzzük másfél órán keresztül. Szűrjük le, hűtsük le és lefölözzük. Fagyassza le kis adagokban vagy hűtse le, és 2 napon belül használja fel.

Sertés- és babcsíraleves

4-et szolgál ki

450 g apróra vágott sertéshús

1,5 l / 2½ pt / 6 csésze csirkehúsleves

5 szelet gyömbér gyökér

350 g babcsíra

15 ml / 1 evőkanál só

A sertéshúst forrásban lévő vízben 10 percig blansírozzuk, majd leszűrjük. Forraljuk fel a húslevest, és adjuk hozzá a sertéshúst és a gyömbért. Fedjük le, és lassú tűzön főzzük 50 percig. Adjuk hozzá a babcsírát és a sót, és pároljuk 20 percig.

Abalone és gombaleves

4-et szolgál ki

60 ml / 4 evőkanál mogyoróolaj (földimogyoró).

100 g sovány sertéshús csíkokra vágva

225g konzerv abalone, csíkokra vágva

100 g gomba, szeletelve

2 rúd zeller, szeletelve

50 g sonka, csíkokra vágva

2 hagyma, szeletelve

1,5 l / 2½ pt / 6 csésze víz

30 ml / 2 evőkanál borecet

45 ml / 3 evőkanál szójaszósz

2 szelet gyömbérgyökér, apróra vágva

sót és frissen őrölt borsot

15 ml / 1 evőkanál kukoricaliszt (kukoricakeményítő)

45 ml / 3 evőkanál víz

Az olajat felforrósítjuk, és 8 percig pirítjuk a sertéshúst, az abalone-t, a gombát, a zellert, a sonkát és a hagymát. Adjuk hozzá a vizet és a borecetet, forraljuk fel, fedjük le és pároljuk 20 percig. Adjuk hozzá a szójaszószt, gyömbért, sót és borsot. Keverjük össze a kukoricakeményítőt, amíg pasztát nem kapunk vizet, öntsük a levesbe, és kevergetve pároljuk 5 percig, amíg a leves kitisztul és besűrűsödik.

Csirke és spárga leves

4-et szolgál ki

100 g csirke, felaprítva

2 tojásfehérje

2,5 ml / ½ teáskanál só

30 ml / 2 evőkanál kukoricaliszt (kukoricakeményítő)

225 g spárga, 5 cm-es darabokra vágva

100 g babcsíra

1,5 l / 2½ pt / 6 csésze csirkehúsleves

100 g csiperkegomba

Keverjük össze a csirkét a tojásfehérjével, a sóval és a kukoricakeményítővel, és hagyjuk 30 percig pihenni. A csirkemellet forrásban lévő vízben 10 percig főzzük, majd jól leszűrjük. A spárgát forrásban lévő vízben 2 percig blansírozzuk, majd leszűrjük. A babcsírát forrásban lévő vízben 3 percig blansírozzuk, majd leszűrjük. Öntsük a húslevest egy nagy serpenyőbe, és adjuk hozzá a csirkét, a spárgát, a gombát és a babcsírát. Felforraljuk és sóval ízesítjük. Pár percig pároljuk, hogy az ízek kialakuljanak, és amíg a zöldségek megpuhulnak, de még mindig ropogósak.

Marhahús leves

4-et szolgál ki

225 g darált marhahús (apróra vágva).

15 ml / 1 evőkanál szójaszósz

15 ml / 1 evőkanál rizsbor vagy száraz sherry

15 ml / 1 evőkanál kukoricaliszt (kukoricakeményítő)

1,2 l / 2pt / 5 csésze csirkehúsleves

5 ml / 1 teáskanál chilis bab szósz

só, bors

2 felvert tojás

6 újhagyma (újhagyma), darálva

Keverjük össze a húst a szójaszósszal, a borral vagy sherryvel és a kukoricakeményítővel. Adjuk hozzá a húsleveshez, és kevergetve lassan forraljuk fel. Hozzáadjuk a fűszeres babmártást, ízlés szerint sózzuk, borsozzuk, lefedve pároljuk körülbelül 10 percig, időnként megkeverve. Hozzáadjuk a tojásokat, és újhagymával megszórva tálaljuk.

Kínai marha- és levélleves

4-et szolgál ki

200 g sovány marhahús csíkokra vágva

15 ml / 1 evőkanál szójaszósz

15 ml / 1 evőkanál mogyoróolaj (földimogyoró).

1,5 l / 2½ pt / 6 csésze marhahúsleves

5 ml / 1 teáskanál só

2,5 ml / ½ teáskanál cukor

½ fej kínai levél darabokra vágva

A húst összekeverjük a szójaszósszal és az olajjal, és időnként megkeverve 30 percig pácoljuk. Forraljuk fel a húslevest a sóval és a cukorral, adjuk hozzá a kínai leveleket, és lassú tűzön főzzük körülbelül 10 percig, amíg majdnem megfő. Hozzáadjuk a húst, és további 5 percig pároljuk.

Káposztaleves

4-et szolgál ki

60 ml / 4 evőkanál mogyoróolaj (földimogyoró).

2 hagyma, apróra vágva

100 g sovány sertéshús csíkokra vágva

225 g kínai kel, reszelve

10 ml / 2 teáskanál cukor

1,2 l / 2pt / 5 csésze csirkehúsleves

45 ml / 3 evőkanál szójaszósz

só, bors

15 ml / 1 evőkanál kukoricaliszt (kukoricakeményítő)

Az olajat felforrósítjuk, és a hagymát és a sertéshúst aranybarnára sütjük. Adjuk hozzá a káposztát és a cukrot, és pirítsuk 5 percig. Adjuk hozzá a húslevest és a szójaszószt, és ízlés szerint sózzuk, borsozzuk. Forraljuk fel, fedjük le és pároljuk 20 percig. A kukoricakeményítőt kevés vízzel elkeverjük, a leveshez adjuk, és kevergetve addig pároljuk, amíg a leves besűrűsödik, átlátszóvá nem válik.

Fűszeres marhahúsleves

4-et szolgál ki

45 ml / 3 evőkanál mogyoróolaj (földimogyoró).

1 gerezd fokhagyma, összetörve

5 ml / 1 teáskanál só

225 g darált marhahús (apróra vágva).

6 újhagyma (újhagyma), csíkokra vágva

1 piros kaliforniai paprika csíkokra vágva

1 zöld kaliforniai paprika, csíkokra vágva

225 g apróra vágott káposzta

1 l / 1¾pt / 4¼ csésze marhahúsleves

30 ml / 2 evőkanál szilvaszósz

30 ml / 2 evőkanál hoisin szósz

45 ml / 3 evőkanál szójaszósz

2 szelet gyömbér szár nélkül, apróra vágva

2 tojás

5 ml / 1 teáskanál szezámolaj

225 g áztatott átlátszó tészta

Az olajat felforrósítjuk, és a fokhagymát és a sót aranybarnára
pároljuk. Hozzáadjuk a húst és gyorsan megpirítjuk. Hozzáadjuk

a zöldségeket, és áttetszővé pároljuk. Adjunk hozzá húslevest, szilvaszószt, hoisin szószt, 30 ml/2

egy evőkanál szójaszószt és gyömbért, forraljuk fel és pároljuk 10 percig. A tojásokat felverjük a szezámolajjal és a maradék szójaszósszal. Hozzáadjuk a tésztás leveshez, és kevergetve addig főzzük, amíg a tojás szálká nem válik, és a tészta megpuhul.

mennyei leves

4-et szolgál ki

2 újhagyma (újhagyma), felaprítva

1 gerezd fokhagyma, összetörve

30 ml / 2 evőkanál apróra vágott friss petrezselyem

5 ml / 1 teáskanál só

15 ml / 1 evőkanál mogyoróolaj (földimogyoró).

30 ml / 2 evőkanál szójaszósz

1,5 l / 2½ pt / 6 csésze víz

Keverjük össze az újhagymát, a fokhagymát, a petrezselymet, a sót, az olajat és a szójaszószt. Forraljuk fel a vizet, öntsük rá a metélőhagymás keveréket, és hagyjuk állni 3 percig.

Csirke és bambuszrügy leves

4-et szolgál ki

2 csirkecomb

30 ml / 2 evőkanál mogyoróolaj (földimogyoró).

5 ml / 1 teáskanál rizsbor vagy száraz sherry

1,5 l / 2½ pt / 6 csésze csirkehúsleves

3 újhagyma, szeletelve

100 g bambuszrügy darabokra vágva

5 ml / 1 teáskanál darált gyömbérgyökér

Só

A csirkét kicsontozzuk, a húst kockákra vágjuk. Az olajat felforrósítjuk, és a csirkemellet minden oldalról jól megsütjük. Adjuk hozzá a húslevest, az újhagymát, a bambuszrügyet és a gyömbért, forraljuk fel, és pároljuk körülbelül 20 percig, amíg a csirke megpuhul. Tálalás előtt sóval ízesítjük.

Csirke és kukorica leves

4-et szolgál ki

1 l / 1¾ pt / 4¼ csésze csirkeleves

100 g csirke apróra vágva

200 g csemegekukorica krém

a sonkát felszeleteljük, apróra vágjuk

felvert tojás

15 ml / 1 evőkanál rizsbor vagy száraz sherry

Forraljuk fel a húslevest és a csirkét, fedjük le és pároljuk 15 percig. Adjuk hozzá a csemegekukoricát és a sonkát, fedjük le és pároljuk 5 percig. Hozzáadjuk a tojást és a sherryt, lassan kevergetve egy rúddal úgy, hogy a tojások madzagot képezzenek. Levesszük a tűzről, lefedjük, és tálalás előtt 3 percig pihentetjük.

Csirke és gyömbér leves

4-et szolgál ki

4 szárított kínai gomba

1,5 l / 2½ pt / 6 csésze víz vagy csirkehúsleves

225 g csirkehús kockákra vágva

10 szelet gyömbér gyökér

5 ml / 1 teáskanál rizsbor vagy száraz sherry

Só

A gombát 30 percre meleg vízbe áztatjuk, majd leszűrjük. Dobja el a szárakat. Forraljuk fel a vizet vagy a húslevest a többi hozzávalóval, és forraljuk körülbelül 20 percig, amíg a csirke megpuhul.

Kínai gombás csirkehúsleves

4-et szolgál ki

25 g szárított kínai gomba

100 g csirke, felaprítva

50 g bambuszrügy, reszelve

30 ml / 2 evőkanál szójaszósz

30 ml / 2 evőkanál rizsbor vagy száraz sherry

1,2 l / 2pt / 5 csésze csirkehúsleves

A gombát 30 percre meleg vízbe áztatjuk, majd leszűrjük. Távolítsa el a szárakat, és vágja le a tetejét. A gombát, a csirkét és a bambuszrügyet forrásban lévő vízben 30 másodpercig blansírozzuk, majd leszűrjük. Tedd őket egy tálba, és keverd össze a szójaszószt és a bort vagy a sherryt. Hagyjuk pácolódni 1 órát. Forraljuk fel a húslevest, adjuk hozzá a csirkemeveréket és a pácot. Jól keverjük össze, és pároljuk pár percig, amíg a csirke megpuhul.

Csirkeleves és rizs

4-et szolgál ki

1 l / 1¾ pt / 4¼ csésze csirkeleves

225 g / 8 uncia / 1 csésze főtt hosszú szemű rizs

100 g főtt csirke csíkokra vágva

1 hagyma, karikákra vágva

5 ml / 1 teáskanál szójaszósz

Az összes hozzávalót forróra melegítjük anélkül, hogy a levest felforralnánk.

Csirke- és kókuszleves

4-et szolgál ki

350 g csirkemell

Só

10 ml / 2 teáskanál kukoricaliszt (kukoricakeményítő)

30 ml / 2 evőkanál mogyoróolaj (földimogyoró).

1 zöld chili, apróra vágva

1 l / 1¾pt / 4¼ csésze kókusztej

5 ml / 1 teáskanál citromhéj

12 licsi

egy csipet reszelt szerecsendiót

sót és frissen őrölt borsot

2 citromfű levél

A csirkemellet a parmezán sajtról átlósan csíkokra vágjuk. Megszórjuk sóval és beborítjuk kukoricakeményítővel. Melegítsünk fel 10 ml / 2 teáskanál olajat egy wokban, fordítsuk meg és öntsük fel. Ismételje meg még egyszer. A maradék olajat felforrósítjuk, és 1 percig sütjük a csirkét és a chilit. Adjuk hozzá a kókusztejet és forraljuk fel. Adjuk hozzá a citrom héját, és lassú tűzön főzzük 5 percig. Adjuk hozzá a licsit, ízesítsük

szerecsendióval, sózzuk, borsozzuk, és citromfűvel díszítve
tálaljuk.

Kagylóleves

4-et szolgál ki

2 szárított kínai gomba

12 kagyló, beáztatva és súrolva

1,5 l / 2½ pt / 6 csésze csirkehúsleves

50 g bambuszrügy, reszelve

50 g cukorborsó félbevágva

2 újhagyma (újhagyma), karikákra vágva

15 ml / 1 evőkanál rizsbor vagy száraz sherry

csipetnyi frissen őrölt bors

A gombát 30 percre meleg vízbe áztatjuk, majd leszűrjük.
Távolítsa el a szárakat, és vágja félbe a tetejét. Pároljuk a
kagylókat körülbelül 5 percig, amíg ki nem nyílnak; dobja el
azokat, amelyek zárva maradnak. Távolítsa el a kagylókat a
héjukból. Forraljuk fel a húslevest, és adjuk hozzá a gombát, a
bambuszrügyet, a borsót és az újhagymát. Fedő nélkül 2 percig
főzzük. Adjuk hozzá a kagylót, a bort vagy a sherryt, borsozzuk
és pároljuk, amíg át nem melegszik.

tojásleves

4-et szolgál ki

1,2 l / 2pt / 5 csésze csirkehúsleves

3 felvert tojás

45 ml / 3 evőkanál szójaszósz

sót és frissen őrölt borsot

4 újhagyma (újhagyma), szeletelve

Forraljuk fel a húslevest. A felvert tojásokat apránként felverjük, hogy szálká váljanak. Adjuk hozzá a szójaszószt, és ízlés szerint sózzuk, borsozzuk. Metélőhagymával díszítve tálaljuk.

Rák- és kagylóleves

4-et szolgál ki

4 szárított kínai gomba

15 ml / 1 evőkanál mogyoróolaj (földimogyoró).

1 felvert tojás

1,5 l / 2½ pt / 6 csésze csirkehúsleves

175 g rákhús, pelyhekben

100 g hámozott tengeri herkentyű, szeletelve

100 g bambuszrügy, szeletelve

2 újhagyma (újhagyma), felaprítva

1 szelet gyömbér gyökér, darálva

néhány főtt és hámozott garnélarák (elhagyható)

45 ml / 3 evőkanál kukoricaliszt (kukoricakeményítő)

90 ml / 6 evőkanál víz

30 ml / 2 evőkanál rizsbor vagy száraz sherry

20 ml / 4 teáskanál szójaszósz

2 tojásfehérje

A gombát 30 percre meleg vízbe áztatjuk, majd leszűrjük. Távolítsa el a szárakat, és a tetejét vágja vékony szeletekre. Felforrósítjuk az olajat, hozzáadjuk a tojást, és megdöntjük a serpenyőt úgy, hogy a tojás ellepje az alját. kiagyal átszitáljuk, megfordítjuk és a másik oldalát is megsütjük. Kivesszük a formából, feltekerjük és vékony csíkokra vágjuk.

Forraljuk fel a húslevest, adjunk hozzá gombát, tojáscsíkokat, rákhúst, tengeri herkentyűket, bambuszrügyeket, újhagymát, gyömbért és garnélarákot, ha használunk. Forraljuk vissza.

Keverje össze a kukoricakeményítőt 60 ml / 4 evőkanál vízzel, borral vagy sherryvel és szójaszósszal és keverje össze a levessel. Lassú tűzön, kevergetve főzzük, amíg a leves besűrűsödik. A tojásfehérjéket a maradék vízzel kemény habbá verjük, és erőteljesen kevergetve lassan a levesbe öntjük.

rákleves

4-et szolgál ki

90 ml / 6 evőkanál mogyoróolaj (földimogyoró).

3 hagyma, apróra vágva

225 g fehér és barna rákhús

1 szelet gyömbér gyökér, darálva

1,2 l / 2pt / 5 csésze csirkehúsleves

150 ml / ¼ pt / pohár rizsbor vagy száraz sherry

45 ml / 3 evőkanál szójaszósz

sót és frissen őrölt borsot

Az olajat felforrósítjuk és a hagymát puhára, de nem barnára pirítjuk. Adjuk hozzá a rákhúst és a gyömbért, és pirítsuk 5 percig. Hozzáadjuk a húslevest, a bort vagy a sherryt és a szójaszószt, sózzuk, borsozzuk. Forraljuk fel, majd forraljuk 5 percig.

Halászlé

4-et szolgál ki

225 g halfilé

1 szelet gyömbér gyökér, darálva

15 ml / 1 evőkanál rizsbor vagy száraz sherry

30 ml / 2 evőkanál mogyoróolaj (földimogyoró).

1,5 l / 2½ pt / 6 csésze hallé

Vágja a halat vékony csíkokra a szemhez képest. Keverjük össze a gyömbért, a bort vagy a sherryt és az olajat, adjuk hozzá a halat és óvatosan keverjük össze. Hagyjuk 30 percig pácolódni, időnként megkeverjük. Forraljuk fel a húslevest, adjuk hozzá a halat és pároljuk 3 percig.

Hal- és salátaleves

4-et szolgál ki

225 g fehér halfilé

30 ml / 2 evőkanál liszt (minden felhasználásra).

sót és frissen őrölt borsot

90 ml / 6 evőkanál mogyoróolaj (földimogyoró).

6 újhagyma (újhagyma), szeletelve

100 g apróra vágott saláta

1,2 l / 2pt / 5 csésze víz

10 ml / 2 teáskanál finomra vágott gyömbérgyökér

150 ml / ¼ pt / ½ bőséges csésze rizsbor vagy száraz sherry

30 ml / 2 evőkanál kukoricaliszt (kukoricakeményítő)

30 ml / 2 evőkanál apróra vágott friss petrezselyem

10 ml / 2 teáskanál citromlé

30 ml / 2 evőkanál szójaszósz

A halat vékony csíkokra vágjuk, majd a fűszerezett liszten átpasszírozzuk. Az olajat felforrósítjuk és az újhagymát puhára pirítjuk. Adjuk hozzá a salátát és pároljuk 2 percig. Adjuk hozzá a halat és főzzük 4 percig. Adjuk hozzá a vizet, a gyömbért és a bort vagy sherryt, forraljuk fel, fedjük le és pároljuk 5 percig. A kukoricakeményítőt kevés vízzel elkeverjük, majd a leveshez adjuk. Lassú tűzön, keverés közben további 4 percig pároljuk, amíg el nem áll a leves

öblítsük le, majd ízesítsük sóval és borssal. Petrezselyemmel, citromlével és szójaszósszal megszórva tálaljuk.

Gyömbérleves húsgombóccal

4-et szolgál ki

5 cm / 2 darabokban gyömbér gyökér, reszelve

350 g barna cukor

1,5 l / 2½ pt / 7 csésze víz

225 g / 8 uncia / 2 csésze rizsliszt

2,5 ml / ½ teáskanál só

60 ml / 4 evőkanál víz

Tegye a gyömbért, a cukrot és a vizet egy lábasba, és keverje fel. Fedjük le és főzzük körülbelül 20 percig. A levest lecsepegtetjük, és visszatesszük a serpenyőbe.

Közben a lisztet és a sót egy tálba tesszük, majd apránként annyi vízzel elkeverjük, hogy sűrű tésztát kapjunk. Golyókat formálunk és a gnocchit a levesbe öntjük. A levest felforraljuk, lefedjük, és további 6 percig főzzük, amíg a gnocchi megpuhul.

forró és savanyú leves

4-et szolgál ki

8 szárított kínai gomba

1 l / 1¾ pt / 4¼ csésze csirkeleves

100 g csirke csíkokra vágva

100 g bambuszrügy csíkokra vágva

100 g tofu csíkokra vágva

15 ml / 1 evőkanál szójaszósz

30 ml / 2 evőkanál borecet

30 ml / 2 evőkanál kukoricaliszt (kukoricakeményítő)

2 felvert tojás

néhány csepp szezámolaj

A gombát 30 percre meleg vízbe áztatjuk, majd leszűrjük. Távolítsa el a szárakat, és vágja csíkokra a sapkákat. Forraljuk fel a gombát, a húslevest, a csirkét, a bambuszrügyet és a tofut, fedjük le, és pároljuk 10 percig. A szójaszószt, a borecetet és a kukoricakeményítőt simára keverjük, hozzáadjuk a leveshez, és 2 percig pároljuk, amíg a leves tiszta nem lesz. Fokozatosan adjuk hozzá a tojást és a szezámolajat, egy rúddal keverjük. Tálalás előtt lefedjük és 2 percig állni hagyjuk.

Gomba leves

4-et szolgál ki

15 szárított kínai gomba

1,5 l / 2½ pt / 6 csésze csirkehúsleves

5 ml / 1 teáskanál só

A gombát 30 percre meleg vízbe merítjük, majd lecsepegtetjük, a folyadékot megtartva. Távolítsa el a szárakat, és vágja ketté a tetejét, ha nagy, és helyezze egy nagy hőálló edénybe. Helyezze a tartályt egy rácsra egy gőzölőben. A húslevest felforraljuk, ráöntjük a gombára, lefedjük, és forrásban lévő vízben 1 órán át pároljuk. Sóval ízesítjük és tálaljuk.

Gomba- és káposztaleves

4-et szolgál ki

25 g szárított kínai gomba

15 ml / 1 evőkanál mogyoróolaj (földimogyoró).

50 g darált kínai levél

15 ml / 1 evőkanál rizsbor vagy száraz sherry

15 ml / 1 evőkanál szójaszósz

1,2 l / 2 pont / 5 csésze csirke- vagy zöldségleves

sót és frissen őrölt borsot

5 ml / 1 teáskanál szezámolaj

A gombát 30 percre meleg vízbe áztatjuk, majd leszűrjük. Távolítsa el a szárakat, és vágja le a tetejét. Az olajat felhevítjük, és a gombát és a kínai leveleket 2 percig pirítjuk, amíg jól be nem vonódik. Leöntjük a borral vagy a sherryvel és a szójaszósszal, majd hozzáadjuk a húslevest. Felforraljuk, sózzuk, borsozzuk, majd 5 percig pároljuk. Tálalás előtt meglocsoljuk szezámolajjal.

Gombás tojásleves

4-et szolgál ki

1 l / 1¾ pt / 4¼ csésze csirkeleves

30 ml / 2 evőkanál kukoricaliszt (kukoricakeményítő)

100 g gomba, szeletelve

1 szelet hagyma, finomra vágva

csipet só

3 csepp szezámolaj

2,5 ml / ½ teáskanál szójaszósz

1 felvert tojás

Keverjünk össze egy kevés húslevest a kukoricakeményítővel, majd keverjük össze az összes hozzávalót, kivéve a tojást.

Forraljuk fel, fedjük le és pároljuk 5 percig. Egy rúddal kevergetve hozzáadjuk a tojást, hogy a tojás szálakat képezzen.

Tálalás előtt levesszük a tűzről, és 2 percig pihentetjük.

Gomba és gesztenye leves vízzel

4-et szolgál ki

1 l / 1¾ pt / 4¼ csésze zöldségleves vagy víz

2 hagyma, finomra vágva

5 ml / 1 teáskanál rizsbor vagy száraz sherry

30 ml / 2 evőkanál szójaszósz

225 g gomba gomba

100 g vízi gesztenye, szeletelve

100 g bambuszrügy, szeletelve

néhány csepp szezámolaj

2 salátalevél, darabokra vágva

2 újhagyma (újhagyma), kockákra vágva

Forraljuk fel a vizet, a hagymát, a bort vagy a sherryt és a szójaszószt, fedjük le, és pároljuk 10 percig. Hozzáadjuk a gombát, a vízgesztenyét és a bambuszrügyet, lefedve pároljuk 5 percig. Adjunk hozzá szezámolajat, salátaleveleket és újhagymát, vegyük le a tűzről, fedjük le, és tálalás előtt hagyjuk állni 1 percig.

Sertés-gombaleves

4-et szolgál ki

60 ml / 4 evőkanál mogyoróolaj (földimogyoró).

1 gerezd fokhagyma, összetörve

2 hagyma, szeletelve

225 g sovány sertéshús, csíkokra vágva

1 zellerszár, apróra vágva

50 g gomba, szeletelve

2 sárgarépa, szeletelve

1,2 l / 2pt / 5 csésze marhahúsleves

15 ml / 1 evőkanál szójaszósz

sót és frissen őrölt borsot

15 ml / 1 evőkanál kukoricaliszt (kukoricakeményítő)

Az olajat felhevítjük, és a fokhagymát, a hagymát és a sertéshúst addig pároljuk, amíg a hagyma megpuhul és enyhén megpirul. Adjuk hozzá a zellert, a gombát és a sárgarépát, fedjük le és pároljuk 10 percig. A húslevest felforraljuk, majd a szójaszósszal a serpenyőbe öntjük, és ízlés szerint sózzuk, borsozzuk. Keverjük össze a kukoricakeményítőt kevés vízzel, majd öntsük a serpenyőbe, és kevergetve pároljuk körülbelül 5 percig.

Sertés- és vízitormaleves

4-et szolgál ki

1,5 l / 2½ pt / 6 csésze csirkehúsleves

100 g sovány sertéshús csíkokra vágva

3 zellerszár, átlósan felszeletelve

2 újhagyma (újhagyma), szeletelve

1 csokor vízitorma

5 ml / 1 teáskanál só

Forraljuk fel a húslevest, adjuk hozzá a sertéshúst és a zellert, fedjük le és pároljuk 15 percig. Hozzáadjuk az újhagymát, a vízitormát és a sót, és fedő nélkül pároljuk körülbelül 4 percig.

Sertés uborka leves

4-et szolgál ki

100 g sovány sertéshús, vékonyra szeletelve

5 ml / 1 teáskanál kukoricaliszt (kukoricakeményítő)

15 ml / 1 evőkanál szójaszósz

15 ml / 1 evőkanál rizsbor vagy száraz sherry

1 uborka

1,5 l / 2½ pt / 6 csésze csirkehúsleves

5 ml / 1 teáskanál só

Keverje össze a sertéshúst, a kukoricakeményítőt, a szójaszószt és a bort vagy a sherryt. Keverjük, hogy bevonja a sertéshúst. Az uborkát meghámozzuk és hosszában félbevágjuk, majd kivesszük a magokat. Vágjuk vastag szeletekre. Forraljuk fel a húslevest, adjuk hozzá a sertéshúst, fedjük le és pároljuk 10 percig. Adjuk hozzá az uborkát, és pároljuk pár percig, amíg átlátszó nem lesz. Adjuk hozzá a sót, és adjunk hozzá még egy kis szójaszószt, ha szeretjük.

Leves húsgombóccal és tésztával

4-et szolgál ki

50 g rizstészta

225 g darált sertéshús (darált).

5 ml / 1 teáskanál kukoricaliszt (kukoricakeményítő)

2,5 ml / ½ teáskanál só

30 ml / 2 evőkanál víz

1,5 l / 2½ pt / 6 csésze csirkehúsleves

1 újhagyma (hagyma), apróra vágva

5 ml / 1 teáskanál szójaszósz

A tésztát hideg vízbe áztatjuk, amíg elkészítjük a húsgombócokat. A sertéshúst, a kukoricakeményítőt, egy kis sót és a vizet összekeverjük, és diónyi golyókat formálunk belőle. Forraljunk fel egy fazék vizet, tegyük bele a sertéshúsgombócokat, fedjük le és pároljuk 5 percig. Jól lecsepegtetjük, és a tésztát lecsepegtetjük. Forraljuk fel a húslevest, adjuk hozzá a sertéshúsgombócokat és a tésztát, fedjük le és pároljuk 5 percig. Adjuk hozzá az újhagymát, a szójaszószt és a maradék sót, és pároljuk további 2 percig.

Spenót és tofu leves

4-et szolgál ki

1,2 l / 2pt / 5 csésze csirkehúsleves

200 g paradicsomkonzerv, lecsepegtetve és apróra vágva

225 g tofu kockára vágva

225 g spenót, apróra vágva

30 ml / 2 evőkanál szójaszósz

5 ml / 1 teáskanál barna cukor

sót és frissen őrölt borsot

Forraljuk fel a húslevest, majd adjuk hozzá a paradicsomot, a tofut és a spenótot, és óvatosan keverjük össze. Forraljuk vissza, és forraljuk 5 percig. Adjuk hozzá a szójaszószt és a cukrot, és ízlés szerint sózzuk, borsozzuk. Tálalás előtt pároljuk 1 percig.

Csemegekukorica és ráklé

4-et szolgál ki

1,2 l / 2pt / 5 csésze csirkehúsleves

200 g csemegekukorica

sót és frissen őrölt borsot

1 felvert tojás

200 g rákhús, pelyhekben

3 medvehagyma, darálva

A húslevest felforraljuk, hozzáadjuk a csemegekukoricát és sózzuk, borsozzuk. Lassú tűzön 5 percig főzzük. Közvetlenül tálalás előtt villával beleütjük a tojásokat, és ráütjük a levesre. Rákhússal és darált medvehagymával megszórva tálaljuk.

szecsuáni leves

4-et szolgál ki

4 szárított kínai gomba

1,5 l / 2½ pt / 6 csésze csirkehúsleves

75 ml / 5 evőkanál száraz fehérbor

15 ml / 1 evőkanál szójaszósz

2,5 ml / ½ teáskanál forró szósz

30 ml / 2 evőkanál kukoricaliszt (kukoricakeményítő)

60 ml / 4 evőkanál víz

100 g sovány sertéshús csíkokra vágva

50 g főtt sonka csíkokra vágva

1 piros kaliforniai paprika csíkokra vágva

50 g vízi gesztenye, szeletelve

10 ml / 2 teáskanál borecet

5 ml / 1 teáskanál szezámolaj

1 felvert tojás

100 g hámozott garnélarák

6 újhagyma (újhagyma), darálva

175 g tofu kockára vágva

A gombát 30 percre meleg vízbe áztatjuk, majd leszűrjük. Távolítsa el a szárakat, és vágja le a tetejét. Hozd a húslevest, a bort, a szóját

szószt és chili szószt forraljuk fel, fedjük le és pároljuk 5 percig. Keverjük össze a kukoricakeményítőt a víz felével, és adjuk a leveshez, keverjük sűrűre. Adjuk hozzá a gombát, a sertéshúst, a sonkát, a borsot és a vizes gesztenyét, és pároljuk 5 percig. Keverjük össze a borecetet és a szezámolajat. A tojást felverjük a maradék vízzel, és erőteljesen kevergetve a levesbe öntjük. Adjuk hozzá a garnélarákot, az újhagymát és a tofut, és pároljuk pár percig, hogy átmelegedjen.

tofu leves

4-et szolgál ki

1,5 l / 2½ pt / 6 csésze csirkehúsleves

225 g tofu kockára vágva

5 ml / 1 teáskanál só

5 ml / 1 teáskanál szójaszósz

Forraljuk fel a húslevest, és adjuk hozzá a tofut, a sót és a szójaszószt. Pár percig pároljuk, amíg a tofu forró lesz.

Hal- és tofuleves

4-et szolgál ki

225 g fehér halfilé csíkokra vágva

150 ml / ¼ pt / ½ bőséges csésze rizsbor vagy száraz sherry

10 ml / 2 teáskanál finomra vágott gyömbérgyökér

45 ml / 3 evőkanál szójaszósz

2,5 ml / ½ teáskanál só

60 ml / 4 evőkanál mogyoróolaj (földimogyoró).

2 hagyma, apróra vágva

100 g gomba, szeletelve

1,2 l / 2pt / 5 csésze csirkehúsleves

100 g tofu kockára vágva

sót és frissen őrölt borsot

Tedd a halat egy tálba. A bort vagy a sherryt, a gyömbért, a szójaszószt és a sót összekeverjük, és a halra öntjük. 30 percig hagyjuk pácolódni. Az olajat felforrósítjuk és a hagymát 2 percig pirítjuk. Adjuk hozzá a gombát, és pirítsuk tovább, amíg a hagyma megpuhul, de nem barna. Adjuk hozzá a halat és a pácot, forraljuk fel, fedjük le és pároljuk 5 percig. Adjuk hozzá a húslevest, forraljuk vissza, fedjük le és pároljuk 15 percig. Adjuk hozzá a tofut, és ízlés szerint sózzuk, borsozzuk. Addig főzzük, amíg a tofu meg nem fő.

Paradicsomleves

4-et szolgál ki

400 g paradicsomkonzerv, lecsepegtetve és apróra vágva

1,2 l / 2pt / 5 csésze csirkehúsleves

1 szelet gyömbér gyökér, darálva

15 ml / 1 evőkanál szójaszósz

15 ml / 1 evőkanál chili szósz

10 ml / 2 teáskanál cukor

Az összes hozzávalót egy serpenyőbe tesszük, és időnként megkeverve lassú tűzön felforraljuk. Kb. 10 percig főzzük tálalás előtt.

Paradicsom és spenót leves

4-et szolgál ki

1,2 l / 2pt / 5 csésze csirkehúsleves

225 g apróra vágott paradicsomkonzerv

225 g tofu kockára vágva

225 g spenót

30 ml / 2 evőkanál szójaszósz

sót és frissen őrölt borsot

2,5 ml / ½ teáskanál cukor

2,5 ml / ½ teáskanál rizsbor vagy száraz sherry

Forraljuk fel a húslevest, majd adjuk hozzá a paradicsomot, a tofut és a spenótot, és pároljuk 2 percig. Adjuk hozzá a többi hozzávalót, pároljuk 2 percig, majd jól keverjük össze és tálaljuk.

fehérrépa leves

4-et szolgál ki

1 l / 1¾ pt / 4¼ csésze csirkeleves

1 nagy fehérrépa, vékonyra szeletelve

200 g sovány sertéshús, vékonyra szeletelve

15 ml / 1 evőkanál szójaszósz

60 ml / 4 evőkanál pálinka

sót és frissen őrölt borsot

4 medvehagyma, finomra vágva

A húslevest felforraljuk, hozzáadjuk a fehérrépát és a sertéshúst, lefedve 20 percig pároljuk, amíg a fehérrépa megpuhul és a hús megpuhul. Ízlés szerint keverje össze a szójaszószt és a pálinka szezont. Forrón főzzük, és medvehagymával megszórva tálaljuk.

4-et szolgál ki

6 szárított kínai gomba

1 l / 1¾ pt / 4¼ csésze zöldségleves

50 g bambuszrügy csíkokra vágva

50 g vízi gesztenye, szeletelve

8 borsó, szeletelve

5 ml / 1 teáskanál szójaszósz

A gombát 30 percre meleg vízbe áztatjuk, majd leszűrjük. Távolítsa el a szárakat, és vágja csíkokra a sapkákat. Adjuk hozzá a húsleveshez a bambuszrügyekkel és a vízgesztenyével, forraljuk fel, fedjük le és pároljuk 10 percig. Adjuk hozzá a hóborsót és a szójaszószt, fedjük le és pároljuk 2 percig. Tálalás előtt 2 percig állni hagyjuk.

vegetáriánus leves

4-et szolgál ki

¼ *káposzta*

2 sárgarépa

3 szár zeller

2 újhagyma (medvehagyma)

30 ml / 2 evőkanál mogyoróolaj (földimogyoró).

1,5 l / 2½ pt / 6 csésze víz

15 ml / 1 evőkanál szójaszósz

15 ml / 1 evőkanál rizsbor vagy száraz sherry

5 ml / 1 teáskanál só

frissen őrölt bors

A zöldségeket csíkokra vágjuk. Az olajat felforrósítjuk, és 2 percig sütjük a zöldségeket, amíg el nem kezdenek puhulni. Adjuk hozzá a többi hozzávalót, forraljuk fel, fedjük le és pároljuk 15 percig.

vízitorma leves

4-et szolgál ki

1 l / 1¾ pt / 4¼ csésze csirkeleves

1 hagyma, finomra vágva

1 zellerszár, apróra vágva

225 g vízitorma, durvára vágva

sót és frissen őrölt borsot

Forraljuk fel a húslevest, a hagymát és a zellert, fedjük le és
pároljuk 15 percig. Adjuk hozzá a vízitormát, fedjük le és
pároljuk 5 percig. Sóval, borssal fűszerezzük.

Sült hal zöldségekkel

4-et szolgál ki

4 szárított kínai gomba

4 egész hal megtisztítva és pikkelyek nélkül

olajat sütünk

30 ml / 2 evőkanál kukoricaliszt (kukoricakeményítő)

45 ml / 3 evőkanál mogyoróolaj (földimogyoró).

100 g bambuszrügy csíkokra vágva

50 g vízi gesztenye csíkokra vágva

50 g kínai kel, apróra vágva

2 szelet gyömbérgyökér, apróra vágva

30 ml / 2 evőkanál rizsbor vagy száraz sherry

30 ml / 2 evőkanál víz

15 ml / 1 evőkanál szójaszósz

5 ml / 1 teáskanál cukor

120 ml / 4 fl oz / ¬Ω csésze hallé

sót és frissen őrölt borsot

¬Ω fej saláta, lereszelve

15 ml / 1 evőkanál apróra vágott lapos petrezselyem

A gombát 30 percre meleg vízbe áztatjuk, majd leszűrjük.
Távolítsa el a szárakat, és vágja le a tetejét. A halat félbe szórjuk

kukoricalisztet és rázza le a felesleget. Melegítsük fel az olajat, és süssük a halat körülbelül 12 percig, amíg meg nem fő. Konyhai papíron leszűrjük és melegen tartjuk.

Az olajat felforrósítjuk, és 3 percig pároljuk a gombát, a bambuszrügyet, a vízgesztenyét és a káposztát. Adjuk hozzá a gyömbért, a bort vagy a sherryt, 15 ml / 1 evőkanál vizet, a szójaszószt és a cukrot, és pároljuk 1 percig. Adjuk hozzá a húslevest, sózzuk, borsozzuk, forraljuk fel, fedjük le és pároljuk 3 percig. A kukoricakeményítőt összekeverjük a maradék vízzel, beleöntjük a serpenyőbe, és kevergetve addig pároljuk, amíg a szósz besűrűsödik. A salátát tálalótálra helyezzük, és rátesszük a halat. Felöntjük a zöldségekkel és a szósszal, és petrezselyemmel díszítve tálaljuk.

Sült egész hal

4-et szolgál ki

1 nagy tengeri sügér vagy hasonló hal

45 ml / 3 evőkanál kukoricaliszt (kukoricakeményítő)

45 ml / 3 evőkanál mogyoróolaj (földimogyoró).

1 apróra vágott hagyma

2 gerezd fokhagyma, darálva

50 g sonka, csíkokra vágva

100 g hámozott garnélarák

15 ml / 1 evőkanál szójaszósz

15 ml / 1 evőkanál rizsbor vagy száraz sherry

5 ml / 1 teáskanál cukor

5 ml / 1 teáskanál só

Fedjük be a halat kukoricakeményítővel. Az olajat felhevítjük, és aranybarnára pároljuk a hagymát és a fokhagymát. Hozzáadjuk a halat, és mindkét oldalát aranybarnára sütjük. Tegye át a halat alufóliára egy tepsibe, és díszítse a sonkával és a garnélarákkal. Adja hozzá a szójaszószt, a bort vagy a sherryt, a cukrot és a sót a serpenyőbe, és jól keverje össze. Öntsük a halra, zárjuk le a fóliát, és 150¬∞C-ra előmelegített sütőben süssük 20 percig.

Párolt szójahal

4-et szolgál ki

1 nagy tengeri sügér vagy hasonló hal

Só

50 g / 2 uncia / ¬Ω csésze univerzális liszt.

60 ml / 4 evőkanál mogyoróolaj (földimogyoró).

3 szelet gyömbérgyökér, apróra vágva

3 újhagyma (újhagyma), felaprítva

250 ml / 8 fl oz / 1 csésze víz

45 ml / 3 evőkanál szójaszósz

15 ml / 1 evőkanál rizsbor vagy száraz sherry

2,5 ml / ¬Ω teáskanál cukor

A halat megtisztítjuk és pikkelyezzük, és mindkét oldalát átlósan vágjuk. Megszórjuk sóval, és 10 percig állni hagyjuk. Felforrósítjuk az olajat, és a halat mindkét oldalukon aranybarnára sütjük, egyszer megforgatjuk, és sütés közben meglocsoljuk olajjal. Adjuk hozzá a gyömbért, az újhagymát, a vizet, a szójaszószt, a bort vagy a sherryt és a cukrot, forraljuk fel, fedjük le és pároljuk 20 percig, amíg a hal megpuhul. Melegen vagy hidegen tálaljuk.

Szójahal osztrigaszósszal

4-et szolgál ki

1 nagy tengeri sügér vagy hasonló hal

Só

60 ml / 4 evőkanál mogyoróolaj (földimogyoró).

3 újhagyma (újhagyma), felaprítva

2 szelet gyömbérgyökér, apróra vágva

1 gerezd fokhagyma, összetörve

45 ml / 3 evőkanál osztrigaszósz

30 ml / 2 evőkanál szójaszósz

5 ml / 1 teáskanál cukor

250 ml / 8 fl oz / 1 csésze halalaplé

A halat megtisztítjuk és méretezzük, és mindkét oldalon néhányszor átlósan karcoljuk be. Megszórjuk sóval, és 10 percig állni hagyjuk. Az olaj nagy részét felforrósítjuk, és a halat egyszer megforgatva mindkét oldalát aranybarnára sütjük. Közben egy külön serpenyőben felhevítjük a maradék olajat, és aranybarnára pároljuk az újhagymát, a gyömbért és a fokhagymát. Adjuk hozzá az osztrigaszószt, a szójaszószt és a cukrot, és pároljuk 1 percig. Adjuk hozzá a húslevest és forraljuk fel. Öntsük a keveréket a dorado halba, forraljuk vissza, fedjük le és pároljuk kb.

15 percig, amíg a hal meg nem fő, és sütés közben egyszer-kétszer fordítsa meg.

párolt tengeri sügér

4-et szolgál ki

1 nagy tengeri sügér vagy hasonló hal

2,25 l / 4 db / 10 pohár víz

3 szelet gyömbérgyökér, apróra vágva

15 ml / 1 evőkanál só

15 ml / 1 evőkanál rizsbor vagy száraz sherry

30 ml / 2 evőkanál mogyoróolaj (földimogyoró).

Tisztítsa meg és pikkelyezze meg a halat, és mindkét oldalát többször átlósan vágja be. Egy nagy fazékban felforraljuk a vizet, és hozzáadjuk a többi hozzávalót. Merítse a halat a vízbe, fedje le jól, kapcsolja le a tüzet, és hagyja pihenni 30 percig, amíg a hal megpuhul.

Párolt hal gombával

4-et szolgál ki

4 szárított kínai gomba

1 nagy ponty vagy hasonló hal

Só

45 ml / 3 evőkanál mogyoróolaj (földimogyoró).

2 újhagyma (újhagyma), felaprítva

1 szelet gyömbér gyökér, darálva

3 gerezd fokhagyma, felaprítva

100 g bambuszrügy csíkokra vágva

250 ml / 8 fl oz / 1 csésze halalaplé

30 ml / 2 evőkanál szójaszósz

15 ml / 1 evőkanál rizsbor vagy száraz sherry

2,5 ml / ¬Ω teáskanál cukor

A gombát 30 percre meleg vízbe áztatjuk, majd leszűrjük. Távolítsa el a szárakat, és vágja le a tetejét. A halak mindkét oldalát többször átlósan megszaggatjuk, megszórjuk sóval és 10 percig pihentetjük. Az olajat felforrósítjuk, és a halat mindkét oldalukon aranybarnára sütjük. Adjuk hozzá az újhagymát, a gyömbért és a fokhagymát, és pirítsuk 2 percig. Adjuk hozzá a többi hozzávalót, forraljuk fel, fedjük le és pároljuk 15 percig, amíg a hal megpuhul, egyszer-kétszer megforgatva, időnként megkeverve.

édes-savanyú hal

4-et szolgál ki

1 nagy tengeri sügér vagy hasonló hal

1 felvert tojás

50 g kukoricaliszt (kukoricakeményítő)

olajat sütünk

A szószhoz:

15 ml / 1 evőkanál mogyoróolaj (földimogyoró).

1 zöld kaliforniai paprika, csíkokra vágva

100 g ananászkonzerv szirupban

1 hagyma, karikákra vágva

100 g / 4 uncia / ¬Ω csésze barna cukor

60 ml / 4 evőkanál csirkehúsleves

60 ml / 4 evőkanál borecet

15 ml / 1 evőkanál paradicsompüré √ © e (tészta)

15 ml / 1 evőkanál kukoricaliszt (kukoricakeményítő)

15 ml / 1 evőkanál szójaszósz

3 újhagyma (újhagyma), felaprítva

Tisztítsa meg a halat, és távolítsa el az uszonyokat és a fejet, ha úgy tetszik. Forgasd át a felvert tojáson, majd a kukoricakeményítőn. Az olajat felforrósítjuk, és a halat készre sütjük. Jól leszűrjük és melegen tartjuk.

A szósz elkészítéséhez felforrósítjuk az olajat, és 4 percig pirítjuk benne a paprikát, a lecsöpögtetett ananászt és a hagymát. Adjunk hozzá 30 ml / 2 evőkanál ananászszirupot, cukrot, húslevest, borecetet, paradicsompürét, kukoricakeményítőt és szójaszószt, majd keverés közben forraljuk fel. Lassú tűzön kevergetve pároljuk, amíg a szósz kitisztul és besűrűsödik. Halra öntjük és újhagymával megszórva tálaljuk.

Sertés töltött hal

4-et szolgál ki

1 nagy ponty vagy hasonló hal

Só

100 g darált sertéshús (darált).

1 újhagyma (hagyma), apróra vágva

4 szelet gyömbérgyökér, apróra vágva

15 ml / 1 evőkanál kukoricaliszt (kukoricakeményítő)

60 ml / 4 evőkanál szójaszósz

15 ml / 1 evőkanál rizsbor vagy száraz sherry

5 ml / 1 teáskanál cukor

75 ml / 5 evőkanál mogyoróolaj (földimogyoró).

2 gerezd fokhagyma, darálva

1 hagyma, szeletelve

300 ml / ¬Ω pt / 1¬° csésze víz

A halat megtisztítjuk, pikkelyezzük és megszórjuk sóval. Keverjük össze a sertéshúst, az újhagymát, egy kevés gyömbért, a kukoricakeményítőt, 15 ml / 1 evőkanál szójaszószt, bort vagy sherryt és cukrot, és használjuk a hal töltéséhez. Az olajat felforrósítjuk és a halat mindkét oldalukon aranybarnára sütjük, majd kivesszük a serpenyőből, és az olaj nagy részét

214

lecsepegtetjük. Adjuk hozzá a maradék fokhagymát és a gyömbért, és pirítsuk aranybarnára.

Adjuk hozzá a maradék szójaszószt és vizet, forraljuk fel és pároljuk 2 percig. Tegyük vissza a halat a serpenyőbe, fedjük le, és pároljuk körülbelül 30 percig, amíg a hal meg nem sül, egyszer-kétszer megfordítva.

Párolt fűszeres ponty

4-et szolgál ki

1 nagy ponty vagy hasonló hal

150 ml / ¬° pt / bőséges csésze ¬Ω mogyoróolaj (földimogyoró).

15 ml / 1 evőkanál cukor

2 gerezd fokhagyma, finomra aprítva

100 g bambuszrügy, szeletelve

150 ml / ¬° pt / jó ¬Ω csésze halleves

15 ml / 1 evőkanál rizsbor vagy száraz sherry

15 ml / 1 evőkanál szójaszósz

2 újhagyma (újhagyma), felaprítva

1 szelet gyömbér gyökér, darálva

15 ml / 1 evőkanál sós borecet

Tisztítsuk meg és távolítsuk el a pikkelyeket a halról, és hagyjuk ázni néhány órán át hideg vízben. Csöpögtessük le és szárítsuk meg, majd mindkét oldalát vágjuk be néhányszor. Az olajat felforrósítjuk, és a halat mindkét oldalukon keményre sütjük. Vegye ki a serpenyőből, öntse bele, és 30 ml/2 evőkanál olaj kivételével mindent tároljon. Adjuk hozzá a cukrot a serpenyőbe, és keverjük sötétedésig. Adjuk hozzá a fokhagymát és a bambuszrügyet, és jól keverjük össze. Adjuk hozzá a többi hozzávalót, forraljuk fel, majd tegyük vissza a halat a serpenyőbe, fedjük le, és pároljuk körülbelül 15 percig, amíg a hal megpuhul.

A halat forró edénybe rendezzük, és ráöntjük a szószt.